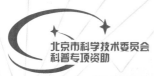

北京市科学技术委员会
科普专项经费资助

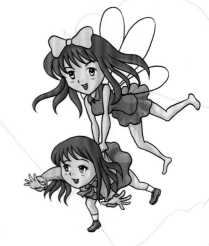

眼球王国
奇遇记

邵 蕾　著
魏文斌

插图设计　邵　蕾

作者单位　北京同仁医院眼科

人民卫生出版社

图书在版编目（CIP）数据

眼球王国奇遇记 / 邵蕾，魏文斌著 . —北京：人民卫生
出版社，2016

ISBN 978-7-117-21941-9

Ⅰ.①眼⋯　Ⅱ.①邵⋯ ②魏⋯　Ⅲ.①眼病 - 诊疗
Ⅳ.①R771

中国版本图书馆 CIP 数据核字（2016）第 003722 号

人卫社官网　www.pmph.com		出版物查询，在线购书
人卫医学网　www.ipmph.com		医学考试辅导，医学数据库服务，医学教育资源，大众健康资讯

眼球王国奇遇记

著　　者：邵　蕾　魏文斌
出版发行：人民卫生出版社（中继线 010-59780011）
地　　址：北京市朝阳区潘家园南里 19 号
邮　　编：100021
E - mail：pmph @ pmph.com
购书热线：010-59787592　　010-59787584　　010-65264830
印　　刷：北京盛通印刷股份有限公司
经　　销：新华书店
开　　本：710×1000　1/16　　印张：10
字　　数：109 千字
版　　次：2016 年 1 月第 1 版　2024 年 7 月第 1 版第 6 次印刷
标准书号：ISBN 978-7-117-21941-9/R · 21942
定　　价：55.00 元
打击盗版举报电话：010-59787491　　E-mail：WQ @ pmph.com
（凡属印装质量问题请与本社市场营销中心联系退换）

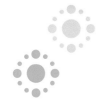

人物介绍

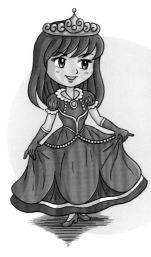

★ 张灵西

7岁小女孩，现在为一年级小学生，爷爷是一位非常有名的眼科医生。

天真烂漫、生性善良、好奇心强，喜欢冒险和异想天开。

最爱在爷爷神秘的书房探索。

最喜欢的书籍为《爱丽丝梦游仙境》。

最喜欢的电影为《飞屋环游记》。

最大的愿望为拥有哆啦A梦的"任意门"。

★ 河马智者

眼球王国的先知，会说话的河马，传说能够洞察未来。

绝顶聪明，德高望重，是国王的左膀右臂。

但说话啰唆，做事瞻前顾后，或者用他自己的话说是"严谨"。

最喜欢的事情是为国王建言献策。

最害怕的事情是被国王置若罔闻。

隐居在眼球王国腹地"水晶屋"，

听说擅自闯入者可能会被大鸟吃掉哦……

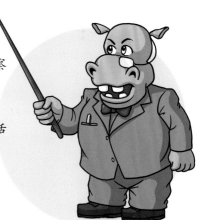

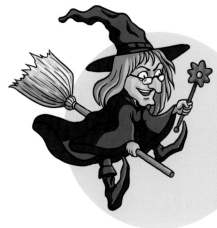

★ 马吉特巫师

眼球王国的魔法师，致力于各种奇幻药水的研制。

思维缜密，但行为怪诞，与乌鸦为伍，却也深受其扰。

喜欢炫耀骑扫帚的技巧。

久居在乌烟瘴气的维翠丝沼泽，
期待有一天用药水把沼泽变为河湖。

讨厌听到《绿野仙踪》的故事，
有传闻说她曾把诬陷她是《小美人鱼》里坏巫师的孩子变成了黑猫……

★ 格拉斯富商

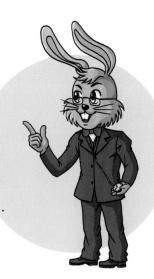

眼球王国的传奇首富，一只精明的"兔子"。
具有超群的经济头脑，可以化腐朽为神奇。
但行事畏首畏尾，
喜欢被人奉承。
居住在眼球王国的富人区，坐拥金融与实业，
注重生活细节与品质。
人见人爱的"儒商"，虽然是自己宣传的……

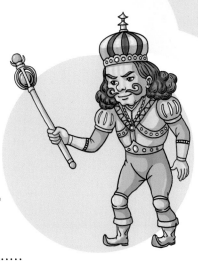

★ 眼球王国国王

一国之君，器宇轩昂，
翻手为云，覆手为雨。
一心为民，日理万机。
但为人多疑，性格乖戾。
百姓忌惮，却也衷心臣服。
因心仪眼镜国女王，而忘乎所以。
民众怨声载道，谣言四起。
自觉事出有因，却难平息。
叹昔日左膀右臂，迟迟不献好计……

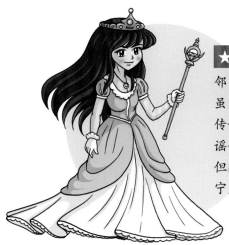

★ 眼镜国女王

邻国之君，精明强干。
虽为女儿之身，却司男子之权。
传说手握眼镜生产线，称霸一方。
谣传为人歹毒，不择手段，
但貌美如花，令眼球王国国王颠倒神魂，
宁愿劳民伤财，也要博她一笑。

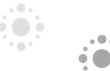
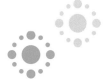

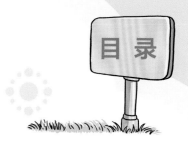

目 录

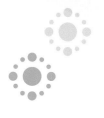

第一章

第二章

第三章

第四章

第五章

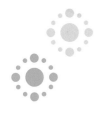

第一章

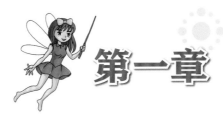

❖ 眼球王国地图

　　张灵西刚上小学一年级，她的爷爷是一位非常有名的眼科医生。爷爷的书房摆满了各式各样的医学模型，这对于灵西来说，真是又神秘又有趣。有一天，灵西趁家里没人，偷偷潜入爷爷的书房"探险"。发现高高的书柜顶端放着一本厚厚的典籍，灵西爬上书柜，费力地搬下典籍，拭去封面经年日久的灰尘后，一串字母便映入眼帘。这些字母是什么意思？灵西疑惑地翻开了扉页。一瞬间，一股莫名而强大的力量将她卷入了书卷之中，未及睁

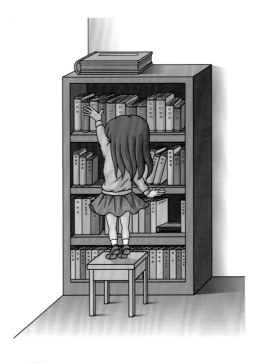

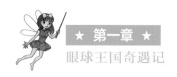

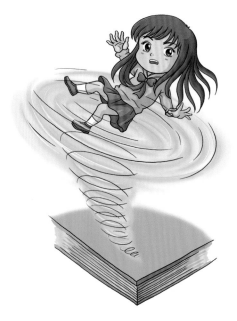

开眼睛，她已被重重地摔在地上。

"这是哪里啊？"当灵西看到眼前的景象时，不由得瞪大了双眼。此时的灵西，正瘫坐在一条狭窄而透明的玻璃小径上，两侧竖立着高大巍峨的巨石，周围云雾缭绕，一道道金光穿过石缝映射出蜿蜒的前路。

"你是谁啊？怎么长得这么奇怪……"灵西突然感到有人从背后拍了她一下，转身便看到一位长着猫耳朵的精灵正好奇地打量着她。

"你长得才奇怪呢……"灵西想着却没敢说出来。

"你来我们眼球王国干什么啊？"没等灵西回话，精灵又发问了。

"我也不知道，我只是打开了一本书，我不认识这里……我……我想回家……"望着这陌生的环境和身边古怪的精灵，灵西越来越害怕，不禁哭了起来。

"你……别哭啊……"看到灵西泣不成声，精灵忽扇着翅膀，紧张地说，"我们这里的人很友好的，不会伤害你。你是不是迷路了？外来的人以前是可以通过麦克乐城堡的传送点回家的。"

"麦克乐城堡？在哪里？怎么去啊？"灵西拭去脸上的泪水，紧紧抓住精灵的手，眼中充满了渴望，"快告诉我，快告诉我怎么去吧！"

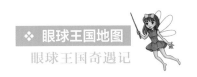

于是，精灵抱起灵西腾空而起，顿时清冽的寒风便吹得灵西瑟瑟发抖。随后精灵把她轻轻地放在一座高耸的巨石上，指着遥远的东方说："在那里，最远最远的地方，你看见没？"

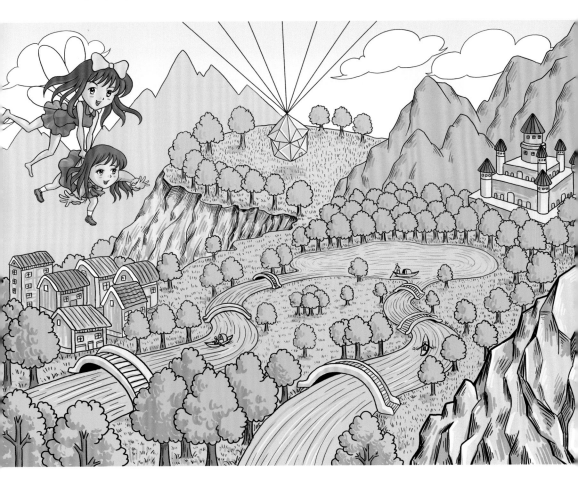

"看……看见了……"灵西惊奇得张大了嘴巴。眼前是一望无垠的异境，高耸的巨石阵下是沟壑纵横的丘陵，池沼与湖泊点缀其中，茂林与栈桥交错连接。一道金光笔直地投向东方的高山上，照亮了这仙境般的世界。而所谓的城堡，隐约屹立在那东方的山顶上，于茂密的森林之

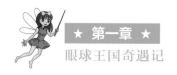
中，周围暮霭缭绕，景色模糊难见。

"我要怎么过去呢？"灵西急切地询问着精灵。

"这……"精灵略显窘迫，"以前顺着这金光大道一直走就可以了，现在……"

"现在怎么了？快说啊！"灵西更着急了，眼泪在眼圈中打着转儿。

"现在金光大道照不到城堡了，看到那团雾没有，路到那里就消失了，所以很久没有人到达过城堡了。"说着，精灵无奈地摇了摇头，晶莹的翅膀垂了下来。

"那怎么办呢？我一定要回家的，求你帮帮我吧。"灵西猛烈地摇着精灵，泪水又夺眶而出。

"这……我只知道这些了，真是爱莫能助啊。"精灵为难地安慰着灵西，"有些事情很难再变回去了……哎……"

"什么事情啊？什么变回去啊？"看到欲言又止的精灵，灵西心急如焚。

"我……我不知道了。"精灵推开灵西，转身掩藏紧张的神色。"不如你去问问河马智者吧。他是这个世界的先知，可能知道让你回家的方法。"

"河马智者？他在哪？"灵西像抓住了救命的稻草。

"他就住在前面的水晶屋，越过艾瑞丝峡谷就到了。这个送你吧，我可不想去他那里……"精灵转身抱着灵西飞入了丘陵，并交给她一张地图。

"就在这儿！祝你好运！"精灵指了一下地图上标注的水晶屋，便

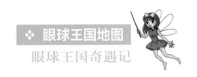

飞翔着消失于天际。而这张神秘的地图也成为了灵西回家唯一的希望。

知识宝库一：
眼球王国地图解析——眼球的构造

灵西将依照地图探秘眼球王国，寻找回家的方法。那么，现实生活中，我们的眼球到底是什么样的结构呢？下面，就一起来了解一下吧。

★ 眼球是由几部分构成的？

这张眼球地图就如同我们眼球的简化剖面图。

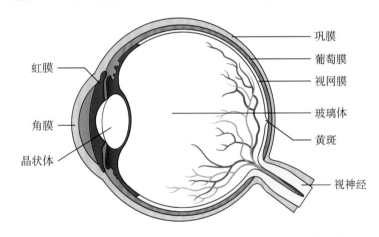

成年人的眼球直径为 24mm，重约 8g。90% 以上的外界信息是靠眼睛收集的。眼睛对于生物的生存十分重要，它的功能是靠其精密的结构实现的。眼球位于眼眶内，后端有视神经与脑相连。眼球的构造分眼球壁和内容物两部分。

★ 眼球壁分成几层？有哪些特殊的结构？

眼球壁分 3 层，由外向内顺次为纤维膜、血管膜和视网膜。

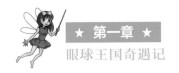

纤维膜

纤维膜厚而坚韧，由致密的结缔组织构成，为眼球的外壳。分为前方透明部分的角膜和后方乳白色不透明部分的巩膜。有保护眼球内部组织和维持眼球形状的功能。两者相互移行处称为角膜缘。

1. 角膜　覆盖在黑眼球上的透明薄膜，是光通行的窗口。位于眼球前极中央，略向前凸，为透明的横椭圆形组织。横径约 11.5~12mm，垂直径约 10.5~11mm。角膜的厚度，中央部约 0.5~0.55mm，周边约 1mm。

角膜是眼睛最前面的透明部分，为眼睛提供绝大部分的屈光力。加上晶状体的屈光力，光线便可准确地聚焦在视网膜上构成影像。角膜有十分敏感的神经末梢，如有外物接触角膜，眼睑便会不由自主地合上以保护眼睛。为了保持透明，角膜并没有血管，透过泪液及房水获取营养物质及氧气。

2. 巩膜、结膜　巩膜是眼球最外面的纤维膜，也就是所谓的"白眼球"。在它上面和眼睑里有一层薄的透明膜，叫结膜。

巩膜占眼球后部约 4/5，为乳白色，不透明，用来保护眼球内部结构。巩膜前方是角膜，交界处有一圈环状的巩膜静脉窦，是眼部房水流出的通道，对眼压有调节作用。巩膜的后部，视神经纤维穿出的部位抵抗力较弱，易受眼压升高的影响而形成特殊的杯状凹陷，若眼压升高造成视神经的损害就形成了我们常听说的"青光眼"。

血管膜

血管膜是眼球壁的中层，也称葡萄膜。位于纤维膜与视网膜之间，富含血管和色素细胞，有营养眼内组织的作用，并形成暗的环境，有利于视

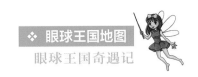

网膜对光色的感应。血管膜由后向前分为脉络膜、睫状体和虹膜 3 部分。

1. **脉络膜**　眼球的中层膜，向前与虹膜及睫状肌相延续。富含血管和色素而使其外观呈棕黑色。为眼球提供养分；并起到照相机暗房的作用，使射入眼内的光不能透出而进行成像过程。

2. **睫状体**　是血管膜中部的增厚部分，呈环状围于晶状体周围，形成睫状环，其表面有许多向内面突出并呈放射状排列的皱褶，称睫状突。睫状突与晶状体之间由纤细的晶状体韧带连接。在睫状体的外部有平滑肌构成的睫状肌，肌纤维起于角膜与巩膜连接处，向后止于睫状环。睫状肌是支撑晶状体的肌肉，通过悬韧带与晶状体相连。它的收缩可以调节晶状体的厚度。睫状肌受副交感神经支配，收缩时可向前拉睫状体，使晶状体韧带松弛，有调节视力的作用。

3. **虹膜**　是血管膜的最前部，形态为环状。位于晶状体的前方，将眼房分为前房和后房。虹膜的周缘连于睫状体，其中央有一孔以透过光线，称瞳孔。通过它的收缩，就能改变瞳孔的大小，对进入眼内的光线加以调节。不同种族的人眼睛颜色不同，是由于虹膜上表达的色素不同造成的。

4. **瞳孔**　在黑眼珠正中心直径 2.5~4mm 的圆孔，被称作"瞳仁"。在暗处会变大，在亮处变小。猫的瞳孔随光强弱变化而变化的现象十分明显。

视网膜

外面的光线投射到视网膜上，经过大脑的加工处理成像，我们就能看到外面的景物了。视网膜有许多对光线敏感的细胞，能感受光的刺

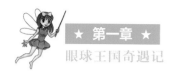
激。可分为视部和盲部。

1. 视部　衬于脉络膜的内面，与脉络膜紧密相连，薄而柔软。活时略呈淡红色，死后变得混浊，为灰白色，易于从脉络膜上脱落。

（1）视乳头：在视网膜后部有一视乳头，又名视盘，为一卵圆形白斑，表面略凹，是视神经纤维穿出视网膜的地方，没有感光能力，所以称为"盲点"。视神经作为通道，将视网膜上采集的信息传递到大脑。

（2）黄斑：在眼球后端的视网膜中央区是感光最敏锐部分，呈一小的圆形区域称为黄斑，是视觉最敏锐的部位。因为富含叶黄素使其外观色略黄而得名。

2. 盲部　视网膜盲部，没有感光能力，外层为色素上皮，内层无神经元。被盖在睫状体及虹膜的内面。

★ 眼球的内容物有哪些？

眼球内容物是眼球内一些无色透明的折光结构，包括晶状体、眼房水和玻璃体，它们与角膜一起组成眼的屈光系统。

1. 晶状体　眼内透明的凸透镜，富有弹性，位于虹膜和玻璃体之间，对光进行折射。看近处时，可以调节焦距，使物像清晰。老年人易患的白内障就是其透明度下降所致。晶状体曲度过大，使物像落在视网膜前方，形成近视；晶状体曲度过小，使物像落在视网膜后方，形成远视。

2. 眼房水和眼房　眼房是位于角膜和晶状体之间的腔隙，被虹膜分为前房和后房。眼房水为无色透明液体，充满于眼房内，主要由睫状体分泌产生，然后在眼前房的周缘渗入巩膜静脉窦而至眼静脉。眼房水有运输营养物质和代谢产物、折光和调节眼压的作用。

3. 玻璃体　　为无色透明的胶冻状物质，容积 4.5ml，充满于晶状体与视网膜之间，外包一层透明的玻璃体膜。玻璃体除有折光作用外，还有支持视网膜的作用。

★ **眼的屈光装置是什么？**

眼的屈光装置由角膜、房水、晶状体和玻璃体四部分构成，它们的共同特点是无色、透明，允许光线通过，故统称为眼的屈光装置。任何一部分的病变，均会影响视力，形成屈光不正，如近视或远视。

❖ 通过琥珀之门

灵西呆呆地望着精灵消失在天际，久久未回过神来。"一定要回家！"她坚定信念，转身踏上了未知的旅程。

沿着玻璃小道前行，不一会儿便遇见一道贯通天地的棕色屏障。"琥珀之门！"灵西对照着地图上的标示，自言自语道，"好大的门啊……要怎么过去呢？"

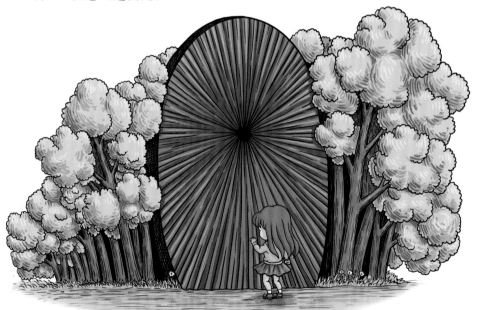

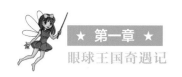
她仰望着这扇大门，正中心有一个小孔，周围都是放射状的结构。

"难道要爬到那个小孔钻过去？"这是灵西能想到的最直接的方法，可惜在实践的瞬间，这个计划就破灭了。当灵西尝试攀爬放射状的深棕色骨架时，她发现这些结构十分松软。脚一蹬上去，骨架就会局部塌陷，留下一个脚底的轮廓。不止如此，用手摸摸，这些棕色物质好似天鹅绒般的质感，虽然撕不破，但手上会留下棕色的颗粒物。

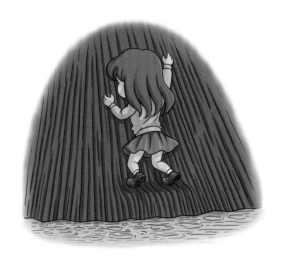

"这可怎么办啊？"灵西使劲拍打着大门，棕色的飞絮瞬间腾起，散落到灵西的头上、脸上、身上。

"哎呀！这都是什么啊……"灵西大声抱怨着，双手用力拍打着沾在身上的棕色碎屑。但大门的另一端始终没有任何回应。

正当她一筹莫展的时候，地图上一个古怪的名字闪现了出来。"艾瑞丝自动门栓！"灵西赶紧核对了一下地图，"就在大门的两个侧翼。"说着，她疯狂地朝大门的其中一个侧面冲了过去。

"应该就是这个吧？"灵西来了个急刹车，气喘吁吁地停在了一个巨大的扇形装置面前。这架机械结构十分精密，只见钢铁制成的锁扣式发条一端固定于"琥珀之门"，随机层层叠叠展开成无数致密条索，若贝壳状。最后收结在另一端汇成状似妆面镜的荧光屏。

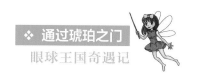

"要喊什么咒语才能开门吗？"灵西挠挠头，幻想着童话中的场景，轻声试探，"难道要说……芝麻开门？"

可灵西并不是阿里巴巴，棕色大门背后似乎也没有四十大盗藏匿的宝藏，"芝麻开门"的暗号在这里显然没有奏效。疑惑中，灵西无意间用手按了一下荧幕。突然看见屏幕上出现几排大写的"E"字，随即快速闪烁了几秒，然后转换成一串阿拉伯数字。

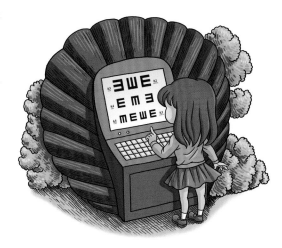

"这是要输入密码？还是回答什么问题？"灵西更加疑惑了，她顺手点了其中一个数字。画面瞬间又变成了另一些数字。灵西不知所措，硬着头皮又随便点了一个，这次周围突然爆发出尖锐的报警声，屏幕上显示出一个大大的红色叉子，刺眼的红光反射在灵西脸上。灵西吓得捂住耳朵，踉踉跄跄地后退了几步，随即瘫坐在地上。

"你是谁？不许动！"突然从上面飞下一只大蜜蜂。当灵西转过神的时候，它正用一支长枪指着她。"快说，你来这儿干吗？"蜜蜂凶狠地看着灵西，翅膀抖出嗡鸣的噪音。

"我……我来找河马智者！"灵西未加思索地说出了她唯一知道的名字。

"你找河马智者干什么？"蜜蜂收起长枪，从上到下仔细打量着灵

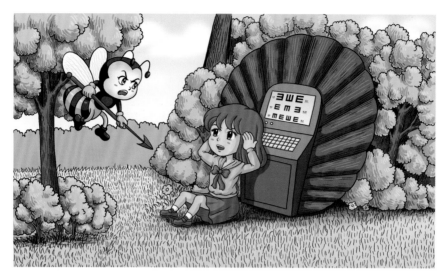

西，语气有所缓和。

"河马智者请我来做客，他说你们国家的人都很好……不……不会伤害我！"灵西紧紧捂着耳朵，淌着眼泪委屈地说。

"是啊，我们都是很友善的。可是也怕有坏人侵略啊！"蜜蜂将一对翅膀收在背后，刺耳的轰鸣声也随之消失，"这都是吓唬人的，小姑娘，不用捂着耳朵啦！"

"河马智者这个人总是这样，糊里糊涂的……请客人来却不告诉人家怎么进门！"蜜蜂微笑起来，"看我挺凶的吧，我们国家的人都不怕我呢，一个个都无视我的存在。明明是国家第一道大门的守卫，像你这种什么都不知道的人，按规定都是应该按非法闯入抓起来的。可现在弄得我跟个指导开门的解说员似的，尤其是河马智者，就他在外面的朋友多，三天两头请人回家做客……还不亲自出来接。我都快成他老人家的接待员了！真是不尊重我的工作！你也是眼镜国的吧？来参观还是

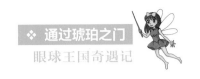

来视察啊？你们那个女王大人也真是……算了，不说了，你的视力正常吧？"

"眼镜国？那个……我不是……"灵西完全不明白蜜蜂守卫的长篇大论，但依稀感觉他会放自己过去。所以吞吞吐吐不知怎样应答才能合他的心意。

"我告诉你啊，我们眼球王国只让视力正常的人进入！"蜜蜂守卫并不在意灵西回答了什么，悠闲地用长枪的杆儿戳着地面，自顾自地说教着，"这个门是专供旅客通行的，开始看屏幕的'**E**'字，系统就会自动读取你的视力。然后在屏幕上选的第一个数是你的年龄，第二个是你的视力。如果前后结果对上了，门就能打开了！你快去试试吧！如果视力不正常，那我可就爱莫能助了！"

"哦，我明白了，谢谢！"灵西回忆了一下开学体检测量视力的结果，然后赶紧按蜜蜂守卫的提示输入。

操作完毕后，屏幕立刻出现一个大大的对勾，随后伴着一阵"轰隆隆"的巨响，琥珀之门中心的孔向四周呈放射状张开。孔越变越大，越变越大。灵西远远地望着，以免散落的棕色飞絮再弄得自己狼狈不堪。直到封闭的门完全打开，灵西感激地看看蜜蜂守卫，开心地迈了进去。

"替我向河马智者问好啊！"门外的蜜蜂守卫用力挥着手和灵西告别，"别忘了告诉他，下次再请客让他亲自出来接哦！"

"好的，好的！"灵西不住地点头应和着。

蜜蜂守卫的话音还在天际回荡，而刚刚开启的琥珀之门又缓缓关

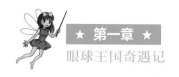

闭了。灵西仰视着这道贯通天地的棕色屏障，回望着那已难以退缩的回路，深深地吸了一口气。

知识宝库二：
琥珀之门密码——青少年视力检查及正常值

灵西按时进行了视力检查，又拥有良好的视力，才顺利进入了"琥珀之门"。那么在现实生活中，我们应该怎样正确地检查视力？什么样的视力才算正常呢？下面就一起来了解一下吧！

★ 什么是视力？

视力是分辨二维物体形状大小的能力，分为中心视力与周边视力。视力表是检查中心视力的重要工具，是根据视角原理设计的。人眼能分辨出两点间最小距离的视角是1分（1′）角，视力是视角的倒数。视角是1分时，则视力 $=1/1'=1.0$；如视角为5′时，则视力为 $1/5'=0.2$。

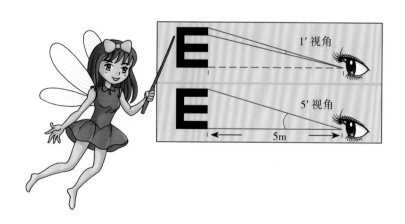

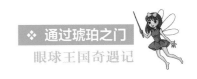

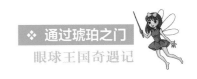

★ 什么是视力表？

目前常用的是国际标准视力表及 ETDRS 视力表。同仁医院采用国际标准视力表检查视力。检查环境照明均匀，距离 5m，也可在视力表对面 2.5m 处放一平面镜，以节省检查距离。视力表的 0.1 行与受检查的眼高度一致。

★ 用视力表检查视力应该注意什么？

左右两眼应分别接受检查，先查右眼，后查左眼。先查裸眼视力，再查戴镜视力。检查一只眼时，要自己用挡眼板遮盖另一只眼。但不要用力太大而压迫眼球，也不能通过挡板的缝隙偷看视力表而自欺欺人，否则测试出的视力都是不准确的。

医生会从上而下指出视力表的字符。每个视标检查应在 3 秒内读出。若看不清不应猜测。若能看清全行视标，则记录为该行视力。

标准对数视力表
GB11533-1989

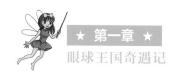

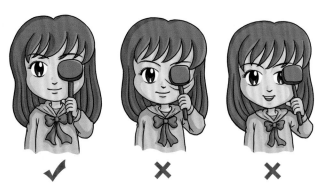

✔   ✘   ✘

如果最低视力行 0.1 也不能辨认，就要走近视力表，到认出 0.1 视标为止。记录实际距离并折算，如 3m 距离看清 0.1 视标，则视力记为 0.1×3/5=0.06。

如果在 1m 处还是不能辨认最大视标，则检查指数。医生会要求你背光检查，他伸手指让你辨认手指数，并记录能辨认指数的最远距离，如指数 /30cm。

若在 5cm 处仍不能辨认指数，则检查手动。医生会在你面前摆手，记录能辨认手动的最远距离，如手动 /30cm。

如果手动也无法察觉，医生则用烛光或电筒光反复置于你眼前，检查并记录是否有光感。

视力检查是心理物理检查，有时需结合心理精神状况考虑结果的真实性，所以检查时要身心放松，不要太紧张。

★ 3 岁以下的宝宝如何检查视力？

一般 3 岁以上的孩子均可以用成人的"E"字视力表检查视力。3 岁以下的婴幼儿难以合作，检查视力应与行为判断相结合。

（1）注视反应试验：适用于 1~12 个月龄的婴儿。检查的人手执玩

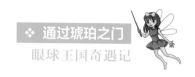

具，分别遮挡婴儿的左眼和右眼，注意非遮盖眼能否注视和追随眼前的玩具。如果发现一眼不注视，或者有嫌恶反应，提示该眼视力差。

（2）视动性眼球震颤检查法：适用于6个月以下的婴儿。其为客观的检查法，应该在医院由医生进行检查。应用视动性眼球震颤的原理，将一个有不同宽窄黑白光栅条纹可转动的试鼓，置于婴幼儿眼前，婴幼儿双眼球追踪试鼓产生逆向性运动，医生可观察婴幼儿双眼球对不同宽窄光栅条纹的反应，记录引起眼球震颤最细条纹，并换算成视力。

（3）儿童视力表检查法：适用于2~3岁幼儿。使用儿童熟悉和喜欢的各种图形，按视角大小设计而成，测定方法同远视力表检查。

儿 童 视 力 表

五分记录 4.0　　　　　　　　　　　　小数记录 0.1

4.1　　　　　　　0.12

4.2　　　　　　　0.15

4.3　　　　　　　0.2

4.4　　　　　　　0.25

4.5　　　　　　　0.3

4.6　　　　　　　0.4

4.7　　　　　　　0.5

4.8　　　　　　　0.6

4.9　　　　　　　0.8

5.0　　　　　　　1.0

5.1　　　　　　　1.2

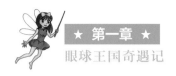

★ 青少年视力正常的标准是怎样的？

婴幼儿刚出生时，眼睛的各部位组织和功能均未发育成熟。多数婴幼儿眼睛属正常或轻度远视。

新生儿视力差，只能看见 2~3 米以内物体轮廓；

两个月婴儿的眼睛能随目标的活动而转动；

4 个月婴儿视力为 0.02~0.05；

5~6 个月婴儿视力为 0.04~0.08；

7~8 个月婴儿已有固视，能长时间看一个方向；

一周岁儿童能识别眼耳、鼻等器官；

2~3 岁，视力可达 0.4 左右；

3~4 岁，视力可达 0.5~0.7；

4~5 岁，视力可达 0.8~1.0；

6 岁或以上，视力可达 1.0。

快去检查一下，你的视力达标了没有？

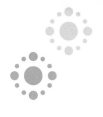

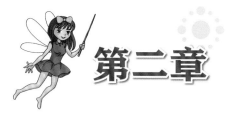

第二章

❖ 艾瑞丝峡谷奇闻

"艾瑞丝峡谷？"灵西打开地图，皱皱眉头思索着前进的方向，"从这里穿过去就是水晶屋了！"

"哎，什么时候才能干完啊……""就是的，这样下去王国的人都会累死的！""每天都干这么多活儿……""什么时候是个头儿啊……""……"

正当灵西哼着小曲愉快前行的时候，耳边不断传来抱怨之声。灵西定睛一看，只见道路两旁，层层叠叠堆放着许多大小不等的碎石，几排巨大的独角兽正一字站开，步履艰辛地搬运着石块。

"让开！让开！快让开！笨拙的家伙们！"突然间，狭长的道路中间冲出一辆敞篷马车，驾车的精灵奋力挥舞着皮鞭，叫嚣着疾驰而过，卷起一阵阵尘烟。

"咳咳……这是什么人啊？"灵西一边掸落飞溅到身上的尘土，一边生气地朝马车消失的方向呼喊着，"这么多人，怎么不看路啊！撞到

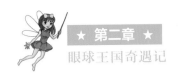
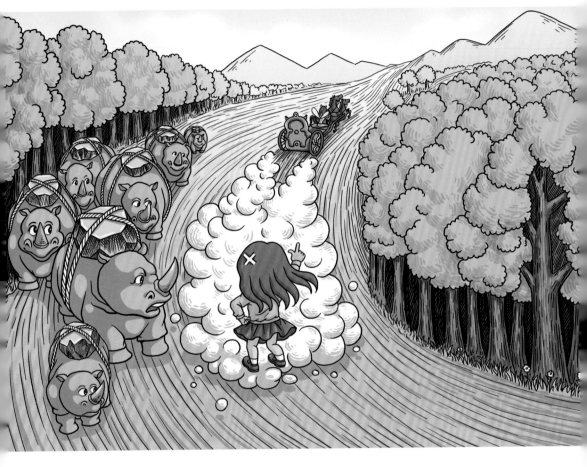

人怎么办？唉，唉，你在干嘛啊！"

"小姑娘，小姑娘，你可不能乱发脾气啊！"路旁一头年长的独角兽听到叫喊，立刻窜出来制止了发怒的灵西，"那个人可是精灵监工，专门负责修路的，现在正在赶工期，我们这么多人没日没夜地都干不完。你还敢在这里大喊大叫的，把他惹怒了，会把你抓过去干活的！"

"精灵监工？"灵西瞪大眼睛，好奇地看着已经被冲撞得七零八落的独角兽群，"那你们是工人么？"

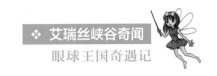

"对啊，现在国家正在改革期间，你这样的小朋友可不敢再乱发脾气了，为了一点点小事，再被抓起来，那多不值啊！"老独角兽满面愁容，焦急地看着灵西。

"改革？什么改革啊？"灵西努努嘴，若有所思地嘟囔着。

"你竟然不知道国王要迎娶新娘？听说国家的名字都要改了呢。"站在一旁的小独角兽不屑一顾地瞟了一眼灵西，悠悠地说道，"眼球王国怎么就不好听了，非要改成什么近视王国？真是的！而且听说国王要娶的那个眼镜女王好吃懒做，还要拼命扩大王国的面积，所以……"

"住嘴！别乱说了！"老独角兽猛地跺了一下脚，怒目看着小独角兽，"赶快去干活吧！"

"还连话都不让说了……"小独角兽不情愿地转过身，抱怨着进入了已重新整顿好的兽群，"怎么国土面积越大，天空就越灰暗了呢？这样下去，以后连路都看不清了，全都模模糊糊的……"

"行了，就你话多！"老独角兽提高了嗓门，身体猛撞了一下小独角兽，野蛮地打断了它的埋怨，"赶紧干活！"

之后，它们又重新一字排开，搬运着碎石块继续前行。

灵西回望着独角兽们远去的背影，心中更加疑惑，"这可真是奇怪的国家！怎么说话都吞吞吐吐的？难道这里原来……不是雾蒙蒙的么？"

灵西胡思乱想着，仿佛每一条凌乱的线索都拼不出一个看似合理的逻辑。就这样走着走着，不知不觉中，灵西攀上了一个地势陡峭的高

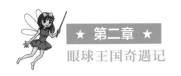

地，周围弥漫着浓雾，视野混沌不清。

灵西赶紧停下脚步，确切地说，她甚至已经看不清脚下的路。"塞乐瑞斯高地？"摸索着拿出地图，灵西环顾四周的景象，仔细研究着，"哦！从这个高地下去……就是水晶屋了！"

知识宝库三：
艾瑞丝峡谷奇闻"模糊的世界"——近视的表现

小独角兽口中清晰的眼球王国我们无从考证，但现在近视王国的"暮霭沉沉"却历历在目。那么现实生活中，近视的人和正常人看东西有什么差别呢？让我们一起来了解一下。

★ 近视眼的表现有哪些？

近视表现为看远不清，看近清楚。回忆一下自己有没有遇到这些情况：

1. 看几米以外的景色模糊不清

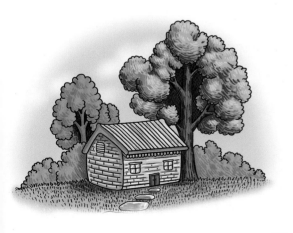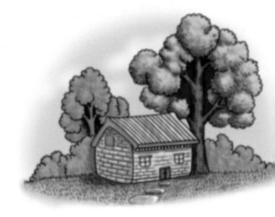

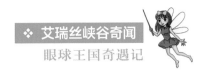

2. 去电影院看不清上映影片的公告牌

3. 去商场看不清商品的价签

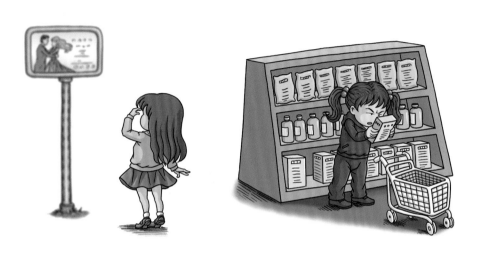

4. 看电视喜欢往前凑

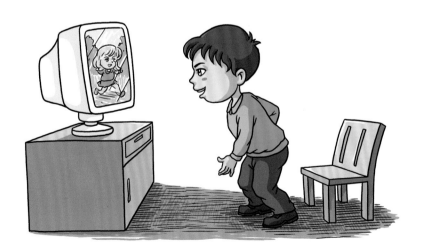

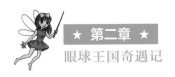

5. 走在路上，看不清迎面而来的熟人而错过打招呼

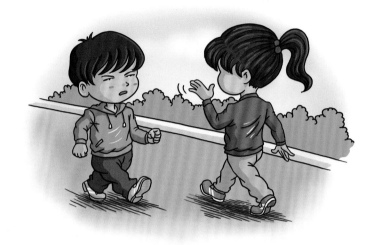

6. 看错黑板上的习题而做错作业

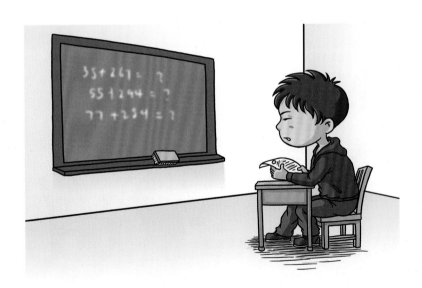

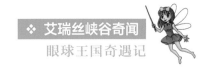
7. 喜欢眯着眼看东西

8. 喜欢用手揉眼睛

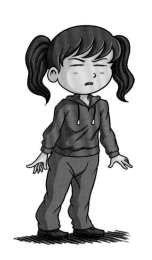
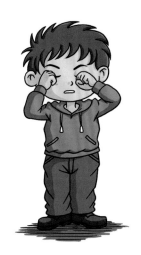

9. 看书时间长了，字迹会重叠串行

10. 眼睛容易疲劳，偶尔眼前模糊一片

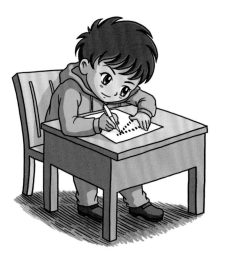
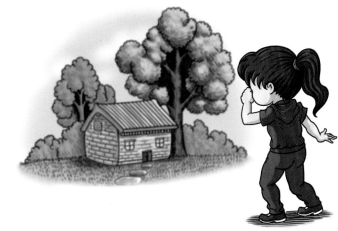

25

如果这些表现都出现在了你身上，那么你非常有可能已经患有近视。"为什么会看不清呢？"带着相同的疑问，我们和灵西一起继续旅程。

❖ 造访水晶屋

灵西踮着脚从云雾缭绕的塞乐瑞斯高地向下俯瞰。

"啊！啊！"看到眼前的景象，她不禁叫出声来，"这……这竟然是个悬崖！"

灵西不由得收回向外探出的身子，慌张地后退了几步。她用手抚着胸口缓了一会儿神，然后又不得不壮着胆子，小心翼翼地爬到悬崖边。透过层层的云雾，灵西看到成千上万致密纤细的索条，呈辐轮状排列，一根根垂吊于高耸的绝壁，然后似乎向着同一个终点聚集。

"那里就是水晶屋吧？"灵西虽然看不清雾气后的景色，但依照地图的指示，那个终点就应该是水晶屋了。

"要沿着索条爬过去吗？"灵西望望横跨于艾瑞丝峡谷之上的丝丝索条，倒吸了一口冷气，"这些绳子都一样结实吗？"

灵西伸出手抓住了跟前的一根索条，探着身子仔细比比，那绳子竟然还没有她的胳膊粗，质地均匀，颜色透明。摸一摸，感觉光滑得好像根本抓不在手里。

"这个东西能承受我的体重吗？这么滑绳子不会脱手吧？还有没有其他机关啊？"灵西很想赶快到达水晶屋，但眼前的困境令她手足无

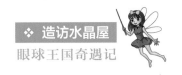

措。一阵阵担心正像暴风骤雨一般向她袭来。

"真的要从这绳子上走过去吗？"灵西回忆着曾经在马戏团看过的走钢丝表演，"对啊，好像需要一个很长的竹竿，双臂打开，然后双手要紧握着杆子保持平衡。"

"竹竿……竹竿……"灵西暂时忘掉了对爬钢索的恐惧，将注意力转移到了毫不相干的找竹竿上。匆忙中，将一块根基不稳的碎石碰下了悬崖，但过了好久，却并没有听到石块落地的回声。

"峡谷……真的……好深！"灵西呆住了，瞬间放弃了走钢丝过去的想法，将（刚捡到准备当平衡竹竿使用）树枝也扔下了山谷。然后……依然没有回声。灵西无助地搓着双手，心脏砰砰地跳着，蜷缩着身躯坐在悬崖边，无尽的恐惧一步步将她拽入进退维谷的深渊。

"为了回家，我一定要见到河马智者啊！我不能一直待在这里呀！"不知过了多久，灵西醒过神来，自我鼓励着，慢慢坚定了信念。

"不管怎样，也得试试看！"灵西甩甩头，跺跺脚，抖擞了精神。转身爬上了距离最近的索条。

"真的好滑啊！"灵西紧紧抓着纤细的索条，闭着双眼不敢往下看，当然也没有胆量向前移动。手中的索条是那么的光滑，仿佛一挪手就会跌入万丈深渊。

"可是……也没法退回去了……"灵西紧闭着眼睛，感觉凛冽的山风扫过，像一把把小刀割在脸上，彻骨地疼痛。

"怎么办啊？"灵西的眼泪夺眶而出，仗着胆子哆哆嗦嗦地向前蹭着。但是刚颤抖着爬了几下，索条便剧烈地晃动起来。

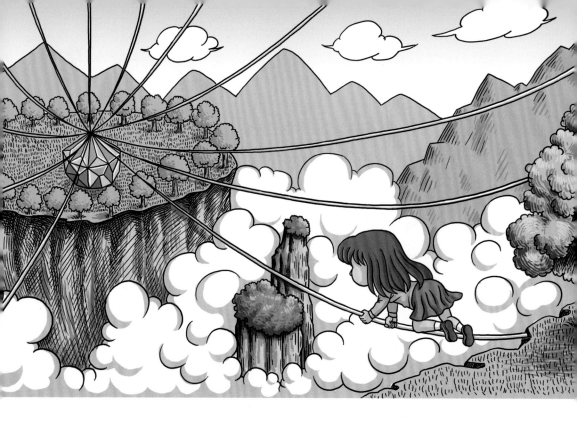

"啊，啊！"灵西尖叫着，身体根本无法保持平衡，两只手紧紧攥着索条，但身体却不由自主地歪向一边。

"啊！救命啊！"随着一声响彻山谷的惊呼，灵西双手一滑从索条上摔了下去。

"我会死吧？"灵西的身体急速地下坠，大脑一片空白，心中充斥着粉身碎骨前的惊恐，周围安静极了，只感到从头到脚掠过的寒风。

"好冷，好冷……"灵西紧闭着双眼，手抱在胸前，感觉下落的时间既短暂又漫长。

"石头掉下去了，竹竿掉下去了，我……掉下去了，会有回声吗？"灵西顿时感到千头万绪涌上心头。过去，现在，未来，一幅幅色彩斑斓的画面浮现在眼前。

突然，灵西感到肩头一紧，好像有一双巨大的爪子抓住了她。身边

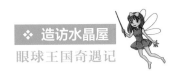

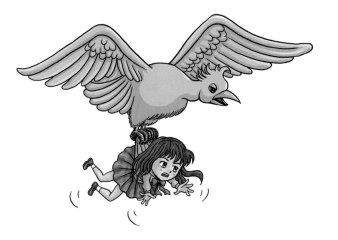

的山风也在那一瞬减弱，似乎被什么巨物遮挡了吹来的路径。灵西的手脚僵硬着不敢动弹，但鼓足了勇气抬起头，眯着眼睛看到，原来自己已经被一只大鸟擒在爪中。

"这只鸟难道是要吃我？"灵西害怕地挣扎起来，手脚似乎也恢复了知觉，向四周不断地舞动着。一番动作之后，灵西已经感到筋疲力尽，但所有努力却又无济于事，大鸟的爪子仍然稳稳地扣在她的肩膀上。灵西渐渐地放弃了挣扎，带着一种超脱的宿命感，等待着命运的安排。感觉飞了很久以后，大鸟终于降落了，顺势把她放在了一片平地之上。

灵西赶紧站起身，拍拍身上的尘埃。揉揉眼睛，却看见一头带着眼镜的河马正怒气冲冲地瞪着她。

"你不想活了吗？"河马捶胸顿足地冲灵西叫嚣着。

"您一定是河马智者！太好了！太好了！"灵西不由分说，激动地扑上去抱住了河马，"我就是来找您的！终于见到您啦！"

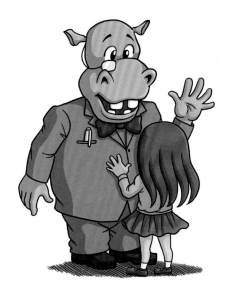

"我真的这么面善吗？"河马摊开双手，无奈地摇摇头，自言

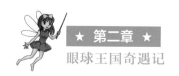

自语道，"真是的，怎么谁见到我都不害怕啊？"

"你找我干什么啊？小姑娘！"河马智者平静了下来，摸着下巴思索着"你知道要从那么细的索条爬过来需要多长时间吗，要好几个小时呢，而且我说的还是在有保护措施的情况下……那些装置本来就是用来防盗的，像你这样直接爬上去很快就会掉下去的……多危险啊！这个孩子怎么这么莽撞……"

"我叫张灵西，我想回家！您帮帮我吧！"灵西根本听不进河马智者的训诫，眼中充满渴望地打断道，"我听说这个国家只有您有办法送我回家！我刚才也看不到除了索条之外还有什么可以到水晶屋的路，所以只能硬着头皮往前爬了。求求您了，好吗？送我回家吧！"说着说着，灵西又泪眼婆娑了。

"好了，好了，别哭了……"河马智者面露愁容，"可是我现在也帮不了你啊。"说着无奈地摇摇头，转身就要离开。

"求求您了！求求您了！"灵西赶紧追上去，一把抱住了河马智者的腿。

"哎……"河马智者俯下身扶起灵西，长叹了一口气，"你快起来，我现在就让你看看为什么回不去了吧，你要是能想出解决方法，我就尽全力帮你回家，可以吧？"

"好啊！好啊！"像目标又前进了一步的灵西激动地答应着，一路小跑紧跟着河马智者进入了恢宏壮丽的"水晶屋"。

所谓"水晶屋"是一座前后突出的不规则球形建筑，造型十分奇特。它通体透明，由成百上千的六角形玻璃截面拼接而成，宛若钻石一

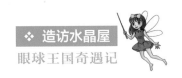

般。周围环绕着成千上万的车辐状索条，将其悬吊在艾瑞丝峡谷中间。向上看，是天边的云卷云舒；向下看，是绝壁的万丈深渊；环顾四周，是迷雾中若隐若现的叠翠层峦。

"这里是您的家吗？"灵西好奇地问。

"是啊，不过确切地说……应该是我的实验室。"河马智者耸耸肩，轻推了一下眼镜。

"来看看这个模型吧！"河马智者径直走到房间中间，指着一个半人多高的球形摆设说道，"这个是缩小版的眼球王国，不，近视王国！不，眼球王国！算了，就是我们的国家吧……"

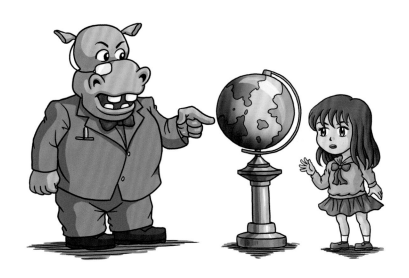

"嗯！"灵西盯着模型点点头。

"原来像你这种小客人是可以通过这里回家的。"河马智者用一支钢笔指着模型中最远处的地标——麦克乐城堡，"可是城堡里的传送点是要靠金光大道的光线激活的，现在光线已经照到不了那里了。"

"为什么照不过去了呢？"灵西焦急地询问。

"因为我们的国王在不断地向外扩张国土，金光大道的距离随之越拉越长，光线自然就照不到城堡里了。"河马智者旋转着手中的钢笔，无奈地说，"现在我也阻止不了国土扩张的进度啊。那可是国王的命令，所以……"

"您肯定有办法的，大家都说您是先知啊！"灵西央求着河马智者，眼泪在眼眶里打着转儿。

"什么先知啊？那都是神仙才能做到的事情啊。我只是分析和预判的能力比别人稍强一些而已啦……可是我能力有限啊，看到这个水晶屋没有？"河马智者若有所思地摆着手，"它是一个很大的双凸透镜啊。自从金光大道的光线照不到城堡之后，我就每天通过控制调节水晶屋的形状把光线的折射路径延长，让它能勉强照射到麦克乐城堡区域，可是王国扩张的速度实在太快了，现在用上我水晶屋最大的能力也无济于事了。关键是国王要扩大领土，我有什么办法，我胆子再大，也不敢违抗国王的命令呀……除非？"

"除非什么？"灵西抓住话锋，迫不及待地追问。

"除非啊……你能劝服国王。不过这怎么可能呢？我说都没用。"河马智者抿抿嘴，又嘟囔起来，"现在他只听那个未来王后的话，连面都没见过就言听计从的……其他人的话统统都听不进去啊……"

"那个未来的王后……连面都没见过吗？"灵西瞪大眼睛惊叹道。

"是啊！"河马智者突然一拍脑袋，"既然没见过，不如你来假扮一下那个眼镜女王？不行，你年纪太小了；或者，假扮成眼镜国的特使？

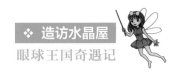

不行，那人我们都见过；也可以，假扮成来送嫁妆的妹妹呢？"

河马智者向后踱了几步，背着手上下打量着灵西，一边点头一边意味深长地说："灵西啊灵西，看来你想回家只能冒险去见一下我们的国王了！"

"去见国王，他要是生气了会杀掉我吧？"灵西害怕地瞪大双眼，拼命地摇着头。

"可是我们国家的人类都是国王的近亲啊，国王现在谁的劝都不听，只听那个眼镜女王的。只有你假扮未来王后的传话者，才有可能不被发现啊。"河马智者握着拳，坚定地点点头。

"可是太可怕了，我要好好考虑一下！"虽然又重新看到了回家的希望，但劝诫国王的任务对于灵西来说，可能太过艰难了。未知的眼球王国，未知的眼镜女王，未知的归家之路，一桩桩未知的困难令灵西的决断异常艰辛。河马智者的提议像一个巨大的漩涡吸引着灵西，但迈进去又可能摔得粉身碎骨……

知识宝库四：
难解的水晶屋——近视的成因

究竟灵西会不会为了回家，而接受河马智者的提议假扮信使对话国王呢？让她好好考虑一下吧。下面我们先帮她弄明白近视是怎么形成的。

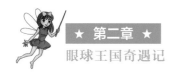
★ 光有哪些性质？

光具有在相同的物质中直线前进的性质。比如：光在空气中是直线传播的。但从空气进入到玻璃等物质中时却变成了曲线，随后又在玻璃中直线传播，当光线再次从玻璃中出来时，又变成了曲线，这就是所谓的"折射"。折

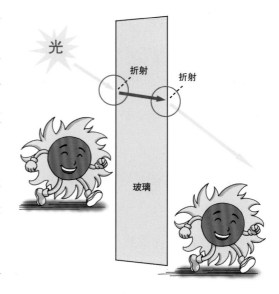

射的程度叫做屈光度，其根据媒介物质的不同而存在差异。之前介绍的角膜和晶状体也有屈光度。

★ 什么叫屈光度正常呢？

就是从远处射来的平行光线正好能在视网膜上成像的状态。

所谓的平行光就相当于眼球王国的"金光大道"，而成像的视网膜就如同"麦克乐城堡"。只有当光线聚焦到视网膜上时，我们才能看到清晰的图像。

当远处射来平行光时，眼睛会把焦点调节在距离眼睛 1 米远处，此时的屈光度则定义为 1D（一个屈光度）。一般能使图像呈现在视网膜上，约需 50D 的屈光度。这个屈光度的大约 65% 由角膜承担，35% 由晶状体承担。在上述基本的屈光度下，能正好在视网膜上成像，而这种屈光状态就叫做"屈光度正常"。

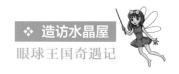

★ 什么是调节？

为了使光线在视网膜上呈现一个清楚的图像，就需要调整好焦距。这一过程是在晶状体和睫状肌的共同作用下完成的。在晶状体周围有许多细丝，称为睫状小带，其连于睫状肌上。晶状体的构造与眼球王国的水晶屋很像，回忆一下，其上也连接着睫状小带般的致密索条。那么水晶屋调节金光大道光线折射的原理应该也和晶状体一致。

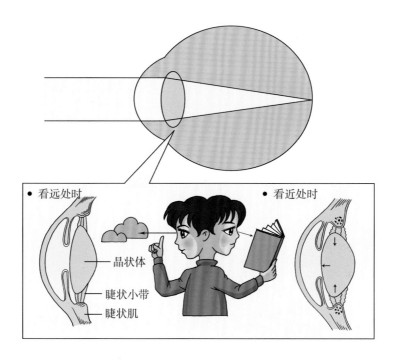

当我们看近处时，睫状肌收缩，圆周紧缩，睫状小带松弛，这时晶状体变厚，屈光度升高，就能够看到近处的物体了。如此看来，灵西从瞬间松弛索条上掉下来时，一定赶上了水晶屋的调节过程。

我们眼睛的组成与照相机很相似。照相机由远及近地摄影时，需要不断地调整焦距。眼睛也是这样的，当眼睛处于松弛状态时，其焦距在

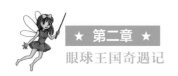
无限远处，而看近处时，就需要进行上述的调焦过程才能看清近处的物体。

★ 什么是近视？

每个人眼球的大小、长度不同，角膜和晶状体的形态也存在差异，所以每个人的基本屈光度也不尽相同。当焦距无法调节到正好使图像呈现在视网膜上时，称为屈光不正。

近视眼是屈光不正的一种，平行光线进入眼内后经过屈光间质（主要为角膜和晶状体）的调节在视网膜之前形成焦点，因而外界物体在视网膜上不能形成清晰的影像。如图同理，形成在视网膜之后的焦点是"远视"；形成在不同平面的焦点是"散光"。

近视又分为屈光性近视和轴性近视。

屈光性近视是由于角膜和晶状体的屈光度过强，在视网膜前成像的状态。

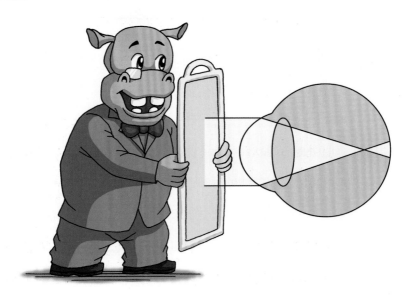

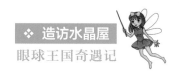

轴性近视是屈光度弱时，眼轴（从角膜到视网膜的距离）进行性伸长，在视网膜前成像的情况。

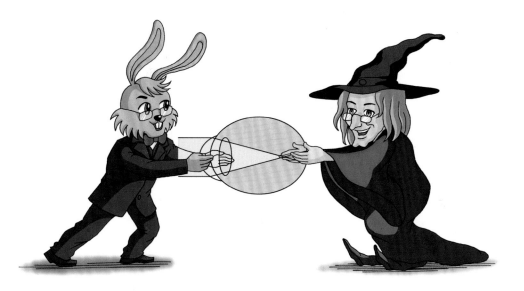

那么，眼球王国变成了近视王国，是哪种情况呢？不断扩张的疆土就如同被不断拉长的眼轴一样，看来近视王国应该被确切地称为轴性近视王国了。

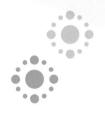

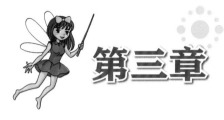

第三章

❖ 奔赴维翠丝沼泽

"考虑得怎么样啦？敢不敢试一试？"河马智者看看胸前的怀表，期待地望着灵西。

"我……我愿意去，我一定要回家！可是要怎样才能劝服国王呢？我什么都不懂啊……难道让我直接说不要再扩张土地了吗？"灵西皱起了眉头，"我自己都觉得这么说肯定不行……"

"太好了，只要你愿意就行！劝他的方法其实我早就想好了，只不过没有合适的人去而已啊。你也知道，我们这里要找个国王不认识的人类真是太难了；况且这个人还得能听我的安排……看看这个国家，还有谁把我当先知……不不不，什么先知啊！哈哈！"河马智者努努鼻子，神情中带着丝丝喜悦。

"我们只要劝他不要兴建考尼尔工程……考尼尔工程吧，其实就是……算了，现在和你说这么多你肯定也记不住！"河马智者随意摸了摸额头的汗珠，又啰唆起来，"现在最重要的是把你打扮得像眼镜女王

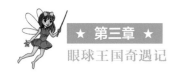

的亲信；不，像亲戚；不，得像她的亲妹妹才行！身上的衣服都得换掉，怎么也得有点皇室的贵气？至少还得有个马车？不，得有个车队才行。还有聘礼什么的……对了，对了，还得写封假冒的来访信……嗯，这个也挺重要的！而且……"

"河马智者！"灵西猛拍了一下巴掌，打断了自顾自不停念叨的河马，"我都听乱了，您就说现在要我干什么，好不好？"

"哦，亲爱的灵西！我有点过于激动啦！没想到设计已久的计划终于要实践了！哈哈，你嘛，现在要马上赶去维翠丝沼泽！"河马智者两眼放光，说得口水四溅，"找到马吉特巫师，对，一定要找到她！她会把你打扮成眼镜女王的……小妹妹！还有……"

"嗯，找马吉特巫师，记住啦！那我还要回来么？"灵西努力寻找河马智者长篇大论中的重点，但还是满心疑惑。

"哦，暂时不用回来啦，巫师会帮你安排好以后的事宜的！这包东西你拿过去！"河马智者递给灵西一个帆布背包，打开背包，便看到里面塞着一层厚厚的报纸，根本无法看到包里究竟是什么东西。

"这是什么啊？好沉哦！"灵西费力地提起布包，好奇地询问着。

"这是给马吉特巫师的见面礼！你带点东西好沟通嘛！"河马智者摸摸灵西的头，饱含爱怜地说，"背着这个是挺沉的，让我的大鸟送你去吧！到那里一定要听巫师的话哦……"

话音未落，大鸟已抓起灵西盘旋在空中。瞬间，彻骨的寒风吹得灵西睁不开眼睛，一种即将被鸟吃掉的感觉又油然而生。不过，这次不用害怕了，毕竟已经乘坐过一次这种"敞篷飞机"了。想着想着，灵西便

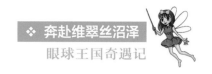

被放在了一片荒芜的湿地上。

"大鸟，你叫什么名字？你不陪我去找巫师吗？你不会说话吗？"灵西以为大鸟是河马智者派来护送她的保镖。冲着即将飞走的大鸟不停地喊着，但大鸟没有回头……显然，它并不是来保护灵西的，而只是把她送到这个陌生的湿地。

"哎！大鸟！你是不是得告诉我巫师家在哪啊？回来呀！"灵西望着大鸟越飞越远，着急地跺着脚不停呼喊。

"真是的……"灵西看着大鸟的身影消失于天际，小声地嘟囔起来，"这么大的地方怎么找那个巫师啊……这里也没有房子啊……别说房子，怎么连个人影都没有？"正说着，抬眼便看见一块破旧的木牌，定睛一看，上面用油漆歪歪扭扭地写着四个大字——"高价渡船"！

"渡船？沼泽里也能划船吗？"灵西一脸不屑，随手摇了摇木牌，因潮湿变得腐烂的木屑便散落了一地，"还高价！哪有直接把价钱高写出来的……那还能有人坐啊！"

"看看这块破牌子吧，也不换个结实一点的！"灵西抖着粘在手上的碎木屑，不停抱怨着，"就冲这个破牌子也不应该叫高价！"

"小姑娘？"忽然身后传来一个深沉的声音，"上船吧！"只见一只衣冠楚楚的黑猫踱着步走了过来。

"这只猫……不是童话故事里那只穿靴子的猫吗？"灵西上下打量黑猫。只见他身着华丽的宫廷礼服，脚蹬黑色翻边鹿皮长靴，头戴宽沿大礼帽，帽上的长羽毛笔直地矗立着，仿佛诉说着主人的赫赫战功。

"抓紧时间上船吧！"黑猫弯腰把脸凑过来，瞪大眼睛盯着灵西，

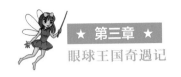

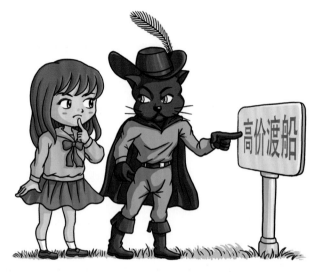

帽子上的羽毛像利剑一般指着灵西的额头，"别浪费时间了！"

"上船？"灵西偷偷瞄着黑猫，略显惊慌地思索着，"怎么这只猫瞪起眼睛这么凶啊……人家童话故事里穿靴子的猫可是走可爱路线的，看来真的不是一只猫！"

"我……我又没交钱？"没等黑猫再发问，灵西赶紧吐露出心中的疑虑。

"大鸟刚才已经帮你交钱了！"黑猫掸掸靴子上的土，不耐烦地说，"你不是要去湖心岛找马吉特巫师大人吗？"

"哦，是啊！可是……"灵西看着凶神恶煞的黑猫，更加惊慌了。

"先走吧，要划好久呢！"黑猫不由分说，把灵西一路跟跟跄跄地推到所谓沼泽边的一艘小船上。

"那个……黑猫先生！"灵西六神无主地坐在船上，感觉自己像被绑架了。

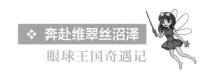

"黑猫先生，黑猫先生……大鸟它会说话么？它为什么不直接把我送过去啊？还有，还有，这个是沼泽吗？怎么还能划船？还有……"灵西十分紧张，语无伦次地询问着。

"行了，行了，怎么问题这么多啊！"黑猫摇摇头，打断了灵西的提问，"我只回答你一个问题，大鸟它不敢飞过去，其他的用眼睛看就行了！"

"不敢……飞过去！"灵西被黑猫的答案吓坏了，"难道我要去的地方是万丈深渊……"

想着，灵西便开始环顾四周。向上望去，天空的颜色异常诡异，红黄交错的霞光仿佛豹子的皮毛。其间飘动着形状各异的乌云，黑压压的一片，感觉十分憋闷。向下观看，小船行进的水域视野极其开阔，船行

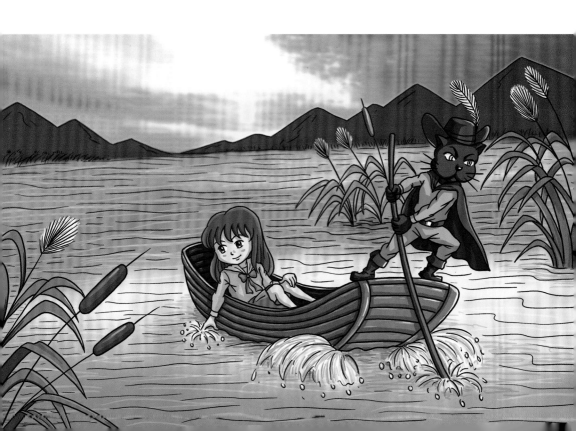

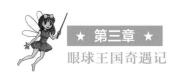

十分流畅。灵西大着胆子摸了摸水面，感觉水质稍稍有些黏腻，但是清澈透亮，并不像灵西印象中的沼泽地。

"沼泽不是应该是绿色的吗？至少应该是泥浆构成的，泛着泡泡的那种，还有那种食物腐败的臭味？"灵西用手捻着滑过手心的池水，觉得手感真是不错，"我觉得这里不应该叫沼泽……嗯……应该叫湖！"

"你怎么还用手摸啊！"黑猫突然吼了起来，"污染了水质怎么办？"说着便用划船的竹竿敲打灵西在水中的双手。

"对不起，对不起，我只是好奇！"灵西吓得赶紧收回了手，连忙道歉。

"你是第一次来吧？"黑猫摸摸帽檐，平静了下来，"哎，谁第一次都会好奇的。也是，明明就是个湖，为什么叫沼泽啊？"

"对啊！"灵西揉着被打红的双手，等待着答案。

"以前可不是这样的！"黑猫皱皱眉头，娓娓道来，"原来这里叫果冻湖，就是像果冻那样的胶冻，看上去晶莹透明的，大家都可以从这里走着去最东边的麦克乐城堡。但是自从金光大道的光照不到这边开始，我们的果冻湖就渐渐变成了沼泽，就像你刚才说的，绿油油的水草到处疯长，把湖水染成了墨绿色。从那时开始，几乎每天都有人或动物陷进去出不来了……然后，这里就有了……尸体腐败的恶臭！你说，人能陷进去爬不出来的地方，不叫沼泽叫什么？"

"好可怕……"灵西惊愕地瞪大双眼，感觉自己正行进在万千腐尸之上，瞬间收起手脚，蜷缩成一团，不敢再看船下的水面一眼，"那……再后来呢，现在这里不是水么？"

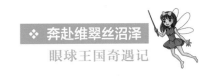

"后来呀，因为怕陷进去，就没有人敢来果冻湖了，这里也改名叫维翠丝沼泽了，原来住在这里的居民也因为去不了麦克乐城堡的传送点而搬走了，只剩马吉特巫师还留在这里！"黑猫捋捋胡子，无奈地说，"巫师说她能研究出将果冻湖恢复原貌的药水，可是现在看着却越来越不像果冻了！不过，水倒是清澈了不少！"

"那么，这里要是恢复原状了，那个麦克乐城堡的传送点还能再打开？"灵西听到与传送点相关的消息便兴奋了起来。

"也许可以吧……"黑猫若有所思地望着天空，"算了，和你这个小孩说这么多干嘛！看来这就是长期见不到人的后遗症啊！"

知识宝库五：
逐渐恶化的果冻湖——发病率逐渐增加的近视

灵西还没有见到传说中的巫师大人，但是所谓的维翠丝沼泽已让她一头雾水。为什么眼球王国的果冻湖水会越变越稀呢？这和眼球王国的"眼轴拉长"有关系么？这样下去的后果会很严重吗？

下面就来一一解答：

眼球王国的果冻湖就如同我们眼睛的玻璃体。当高度近视时，眼轴变得很长，玻璃体会逐渐液化，并且产生一系列的病理表现，可能造成无法挽回的视力损失。但不用惊慌，因为这种情况只可能发生在高度近视的眼睛。

那么有多少人会得近视眼，其中又有多少是高度近视呢？现在就让

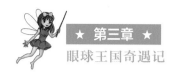

我们一起来了解一下近视的发病率现状和分级方法吧!

★ 近视的患病情况如何?

近视一般开始于学生时期,随着年龄的增长,近视眼的患病率逐渐增加,近视的度数也随之加深。近年来,近视的发病率已高居中小学生常见病首位。我国小学生近视眼发病率为22.78%,中学生为55.22%,高中生为70.34%。近视的高发病率和逐渐低龄化的趋势应引起重视。青少年儿童近视发病率逐年攀升,通过调查发现,70%以上的近视新发病例都出现在青春发育阶段。除部分为遗传原因外,大部分青少年儿童患上近视是由于过早地过度用眼,主要是课业负担重、沉迷电子产品等原因。有的孩子从幼儿园开始,就要参加绘画、乐器、舞蹈等艺体素质培训。不但在学校在家中要长时间面对书本作业本,而且不少家长还热衷让孩子参加各种名目繁多类型的补习班、辅导班和特长班,加上传统电视电脑与流行手持电子产品广泛应用,导致青少年用眼负荷增加,视力下降。

★ 近视的程度怎样判定?

我们听说有人近视,都会好奇地问:"你是多少度的近视呢?"那么,这个度数到底是什么概念呢?

我们按照这个度数(屈光度),将近视分为三种程度:

低度近视:小于3.00D(300度),一般无病理性眼底改变。

中度近视:3.00~6.00D(300~600度),部分眼底呈豹纹状眼底改变。

高度近视:大于6.00D(600度),常引起玻璃体液化和眼底的退行性病变。高度近视多与遗传因素有关。

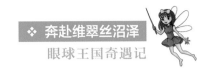

★ 近视有哪些危害？

近视眼会引起许多眼的并发症，这些并发症很多是可能致盲的，对身心造成极大的伤害。近视度数越高，引起并发症的可能越大。这些并发症有：

（1）视网膜脱离：是近视最常见的并发症。由于近视眼眼轴伸长及眼内营养障碍，视网膜周边部常发生囊样变性、格子样变性等，变性区的视网膜非常薄，极易发生穿孔，有的病变部位已经穿孔形成干性裂孔，再加上玻璃体液化，活动度增加，牵拉视网膜发生脱离。在视网膜脱离中，70% 是近视眼。

（2）白内障：近视眼眼内营养代谢不正常，使晶状体的囊膜通透性改变，晶状体营养障碍和代谢失常而逐渐发生混浊，视力逐渐减退产生并发性白内障。这种近视相关的白内障发展缓慢，以核心混浊和后囊膜混浊为主。

（3）黄斑出血和黄斑变性：近视眼眼内血液供应差，视网膜缺血，视网膜产生一种新生血管生长因子，这些因子会使视网膜下长出新生血管，这种血管管壁很薄，极易破裂出血，出血后形成黄斑出血。出血吸收后，新生血管可再破裂、再出血，多次出血后局部形成瘢痕可造成永久性视力损害。

（4）玻璃体液化变性：玻璃体是无色透明胶冻状。当近视眼眼球增大，玻璃体却不会再增大，所以玻璃体不能充填眼内全部的空间，出现液化，活动度增加，混浊，引起眼前黑影，诱发视网膜脱离。

（5）青光眼：近视眼眼房角处滤过结构不正常，所以眼内的房水流出阻力较大，容易引起眼压升高。据统计，30% 高度近视眼患有青光眼，这种青光眼会造成视力渐渐丧失。

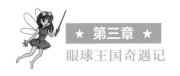

（6）斜视与弱视：近视眼可引起外斜或外隐斜，若双眼近视度数相差大于 300 度者，易引起眼外斜和弱视。

★ 什么是病理性近视？有哪些表现？

轴性近视超过 600 度为高度近视，是伴随眼球进行性改变的高度近视性屈光不正，所以也叫病理性近视。眼球后部逐渐延伸、变薄是轴性近视发展为高度近视的基础，在此基础上发生视网膜脉络膜变性等退行性改变。表现为：

（1）视力下降，眼前有黑影飘动。

（2）眼轴大于 26mm。

（3）眼底出现近视弧：与视盘相邻的月牙形白色巩膜或脉络膜血管区，与正常眼底之间有一条色素增生线相隔，萎缩弧随时间的延长而增大。

（4）黄斑区色素异常，可见形状不规则色素沉积，可有出血，视网膜下新生血管，黄色视网膜下条纹（漆裂纹），以及色素斑（Fuchs 斑）。

此外，眼底呈豹纹状，视盘颞侧灰白，后巩膜葡萄肿，周边视网膜变薄变性。

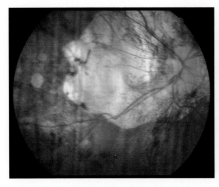

高度近视眼底

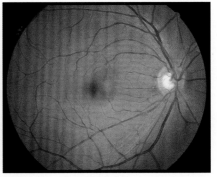

正常眼底图

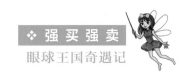

有些病人合并有视网膜脱离或青光眼的表现，玻璃体液化、黄斑裂孔，视网膜脱离，并发白内障等使视力极度减退，甚至失明。

近视的发病率这么高，高度近视看起来又如此可怕。那么我们要怎样才能知道自己有没有近视，近视又到了什么程度呢？让我们和灵西一起去问问万能的巫师大人吧！

❖ 强 买 强 卖

"下去吧！"黑猫将船停靠在了湖沼中央的泥地，挥舞着手中的竹竿，"巫师大人就住在前面的山洞里！"

"山洞？"灵西抿着嘴笑起来，"我以为高贵的巫师会住在什么古堡里呢……"

"您在这里等等我？黑猫先生，我应该马上就能回来。"灵西捏捏早已麻木的双腿，缓缓地走下船。

"你买的是单程船票！"黑猫解开拴好的船锚，撑着竹竿准备离开，"我可没时间等你！"

"您别走啊，黑猫先生！这里也没有别的船啊……"灵西脚踩着泥泞的沙地，向已经撑船驶离的黑猫嚷道："您一会儿还来接我吗？"

可是黑猫已经转过身驾船离去，留给灵西的只有阴郁苍穹下的一缕辙迹……

"这可怎么办啊？"灵西一边担心着自己返程的方法，一边目标明确地向前方的山洞走去。

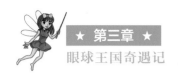

"是的，一切都要等找到马吉特巫师再说！"灵西感觉自己像在进行一场没有终点的冒险，周围仿佛有一双无形的手推着她前进，虽然心中充满恐惧与后悔，但现在已没有退路，只得硬着头皮任事情继续……

"要去马吉特山洞吗？小姐！"突然耳边传来一个沙哑的声音，"有我能帮助你的吗？"

"谁呀？"灵西在原地转了一圈，左右张望却没有看到任何人。

"哎……一定是出现幻觉了，真是好希望有人能帮帮我……"灵西叹了口气，暗想着自己可能因为紧张产生了幻觉。

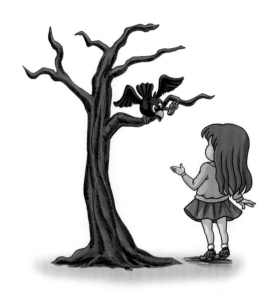

"我在你头顶上呢！"那个声音又出现了，"别找啦，我在这！"

顺着声音流动的方向，灵西看见一只长着金色大嘴的乌鸦，扑扇着翅膀从她的头顶飞上了面前的一棵枯树枝。

"你好！这位小姐！我猜你一定需要我的帮助！"乌鸦一只脚勾在树枝上，另一只脚上下比划着。

"谢谢！我不需要……"灵西瞟了一眼乌鸦，悻悻地离开了。

"哎，哎，这位小姐！听我说完啊！"乌鸦赶紧扑腾了几下翅膀，追了上来，"你去山洞对不对？没有地图是不行的。别急着走啊！"

"一个山洞要什么地图啊……难道里面还有迷宫啊！"灵西挥挥手，

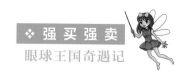

想摆脱乌鸦的纠缠。

"不止迷宫，还有陷阱呢，小姐！"乌鸦见灵西接了话茬，急忙解释道，"这里只有我这一家卖地图的，你要是……"

"卖……地图！"灵西的火气立马上来了，就像在大街上碰到了保险的推销员，"对不起，我不需要！"

"没想到在这种人烟稀少的地方也有推销员覆盖啊……"灵西没好气地打断乌鸦，加快了前进的脚步。

"别急着走啊……我卖的可是高科技的电子产品，不仅能实时监测地形路况，而且还有人脸识别技术。无论陷阱路障，还是小偷大盗，只要拿这电子屏一扫，就能一目了然！"乌鸦不停在灵西耳边聒噪着，然后把一个手掌大小的电子设备递到了灵西的眼前，"你先试用一下嘛！"

"你说送还差不多，你说卖可不行，我一分钱都没有！"灵西停下来，怒目看着乌鸦。

"什么钱不钱的，我是在帮你，你先试用一下，多少钱好说！"乌鸦诚恳地看着灵西，双手奉上电子地图。

"那……我看看？"灵西皱皱眉头，接过了乌鸦递来的设备。

"你看哦，拿它对着我扫，按这里！"乌鸦趴在灵西的肩头，金色的大嘴不停叨唠着。

灵西按着乌鸦的指导按下了屏幕中央的红色按键，只见画面瞬间变成了乌鸦的大头照，旁边赫然出现了乌鸦的简历。

"乌鸦克拉克，商人，经营各类高科技创意产品，人品优，可信度钻石级，喜好玉米豆！"灵西一字一句地念着屏幕上的介绍，"你叫克拉克？"

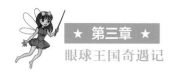

"没错，我就是克拉克！是个商人！"乌鸦昂起头，骄傲地重复着，"经营各类高科技创意产品，人品优，可信度钻石级！"

"还有喜好玉米豆……"灵西看着乌鸦，略带嘲弄地咧咧嘴。

"这个嘛……每个属性都是根据数据库精密计算出来的……那个，我经常采购玉米豆，所以就被纳入数据库了！"乌鸦飞到灵西的手上，张开翅膀挡在了屏幕上。

"你再试试别的，扫那棵树！"乌鸦赶紧转移话题，用大嘴指着前方唯一的枯树枝。

"克拉克枯枝，原产地亚马逊热带雨林，树龄150年，树品优，危险指数零，现已死亡，原因营养不良！"灵西拿着电子设备扫描着枯树，喇叭里便传来一串串介绍。

"东西不错吧！"乌鸦飞到灵西眼前，用翅膀扑打着灵西的额头，"数据库还有实时更新哦！绝对超值！"

"是挺好玩的！"灵西捧着这小小的电子地图，好奇地问，"扫什么都可以得到分析吗？"

"那当然，只要是实物都可以分析的，扫描同时连接互联网，亿万大数据统一分析，数据绝对可靠！"乌鸦眨眨眼睛卖力地介绍着，"巫师在山洞里召唤的妖魔鬼怪，布置的陷阱诡计，只要扫一扫，全都能化解，保证你安全地通过！"

"妖魔鬼怪，陷阱诡计……"灵西听到这几个词顿时紧张起来，"山洞里会有这些可怕的东西？"

"那当然，不然我卖电子地图干嘛？"克拉克信誓旦旦地说，里面

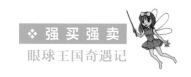

很可怕的，"马吉特可是个……巫师！"

"恩恩，那我想买一个！"灵西这时已经被乌鸦的话完全唬住了，"可是我真的……没有钱！"

"没有钱？不要紧，你不是有这个嘛！"乌鸦露出一丝诡秘的笑容，爪子点点灵西一直背在身后的帆布包。

"这……这个不行！"灵西一路奔波，差点儿忘了还背着带给巫师的见面礼，"这是河马智者捎给马吉特巫师的，不是我的东西，不能给你！"

"而且我也不知道这里面到底是什么，怎么能随便跟你换呢！"灵西摘下背包搂在怀里，生怕被乌鸦夺走，"这个肯定不行！"

"哼哼！你不知道是什么，我可知道！"乌鸦见灵西不肯交易，瞬间换了一副面孔，张开血盆大口，威胁着说，"你不跟我换，恐怕根本就见不到马吉特了，哈哈哈哈！"

克拉克咆哮着，刺耳的尖叫穿透了云霄，刹那间，天边飞来一群金嘴乌鸦，在灵西头顶不停盘旋着，仿佛要冲下来吃了她一样。

"你们要干什么？"灵西害怕极了，紧紧护着河马智者的礼物。

"小姐，这桩交易你一点都不亏！"克拉克瞪圆了眼睛吼叫着，"快点把包交出来，我给你拿一个带蕾丝边包装的全新电子地图！"

"你这根本不是卖东西，明明是抢劫！"四下无人，灵西感到十分无助，哇哇大哭起来。

"我怎么能算抢劫？顶多是强买强卖，不是给你电子地图吗，这个比你包里的东西值钱多了，我们这叫各取所需！"克拉克激烈地辩驳

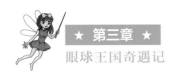
着，"我可是人品优、可信度钻石级的商人！"

"你这么说，我就更不要跟你换了。"灵西紧闭着眼睛，就是不肯交出手中的帆布包。

"那我可就不客气了！"克拉克见灵西不为所动，气急败坏地叫嚣着，"兄弟们，上吧！"

刹那间，围绕灵西盘旋的金嘴乌鸦们像离弦的箭一般俯冲下来，黑压压的一大片。灵西只觉得眼前一黑，怀中的帆布包竟从中间被扯破了。随着"哗啦"一声，包里的东西倾泻而出。乌鸦们顿时炸开了锅，把吓得魂飞魄散的灵西甩在一旁，朝散了一地的东西扑过去。

灵西赶紧向后撤了一步，揉揉眼睛定睛一看，眼前已满地金黄，原

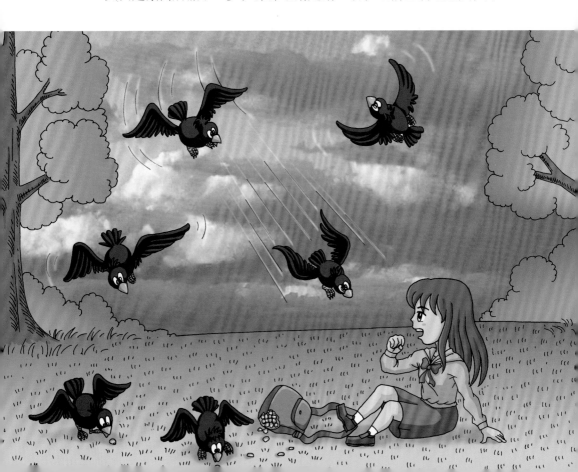

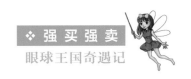
来包里装的是满满登登的玉米豆。

"别急，别急！拿回巢里慢慢分！"克拉克手足无措地看着趴在地上哄抢玉米豆的乌鸦们，焦急地叫喊着，"咱们得有点秩序，文明一点啊！"

"不管怎样，乌鸦们就算不是强盗，也完全可以定义成坏人了。"灵西看着乱作一团的鸦群，突然回过神来，"趁他们没注意到我，赶紧逃跑！"

于是，灵西不顾满身的泥土，连滚带爬地朝山洞跑去……

知识宝库六：
奇特的电子地图——电子产品对视力的危害

灵西并没有留恋克拉克吹得神乎其神的电子地图，因为那绚丽花哨外表下隐藏的是深不可测的"危险"。而在我们的现实生活中，电子产品也是随处可见。电脑、iPad、手机……这些产品既方便了我们的生活，又丰富了我们的娱乐，更令小朋友们爱不释手。但是，正如克拉克的电子地图一般，这些设备是否只是一个温柔的陷阱呢？我们在使用这些高科技产品的过程中需要注意什么呢？下面，就一起来了解一下吧！

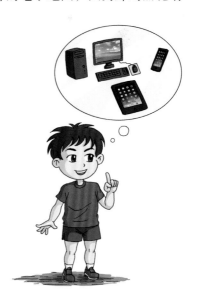

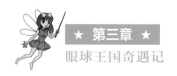

★ 电子产品如何损害视力？

很多家长喜欢在平板电脑上下载各种学习软件，让孩子利用平板电脑（iPad）学英语、读故事，看教学视频，屏幕亮光照射反衬出孩子苍白的脸，当然还有持续缩小着的瞳孔。眼科专家表示，平时各类电子产品的辐射是损害当代人视网膜健康的罪魁祸首之一。一项国家质检总局公布第 4 批产品质量抽查结果显示，在对 41 种手持式个人信息处理设备产品的抽查中，有 22 种产品的一些质量项目不符合相关标准规定，主要集中在辐射干扰、电源端子传导干扰等指标。

电子产品屏幕的高亮度及频繁闪烁可以对视觉产生以下作用：

（1）使眼睛持续紧张：在电子屏幕前，睫状肌持续收缩，眼睛会一直处在紧张状态。

（2）加速视觉系统成熟：频繁闪烁、明暗变化、色彩艳丽的光线是视觉系统发育的催熟剂，长时间使用电子产品会加速视觉系统成熟。

（3）肌性视疲劳：少年儿童在电脑或电子游戏的过程中，快速移动的有趣视标，会吸引眼球长时间不停地追随注视，时间一长就会造成"肌性视疲劳"。

（4）调节性视疲劳：目标色彩大小不同，眼球也要快速不断地调整，引起"调节性视疲劳"。

（5）精神性视疲劳：游戏中刺激的画面、精彩惊险的内容，可以使注意力高度集中，精神高度紧张，从而造成"精神性视疲劳"。

（6）造成近视：视疲劳产生后，如果未得到及时缓解，就会造成假性近视，长此以往就会变成真性近视。

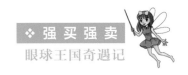

★ 电子产品如何造成近视？

以往十二三岁的孩子视觉系统才会成熟，现在很多孩子五六岁视觉系统就成熟了，随着年龄的增加眼球还会再长大，眼轴过长的话会导致焦点只能落在视网膜的前面，形成近视。

噪光是一种光污染，由强光产生的镜面反射造成的眩光现象。噪光的刺激可对人眼的角膜和虹膜造成伤害，抑制视网膜感光细胞功能的发挥，引起视疲劳和视力下降。长时间近距离看事物，使眼球中睫状肌失去弹性而导致晶状体变厚，而不能复原，也造就了近视的形成。现在青少年儿童近视的原因，跟平时用眼卫生亦有关系。

★ 与使用电子设备相关的眼部疾病有哪些？

时下，孩子的视野比原来缩小了。过去没这么多高楼大厦，人们住的都是小平房，而且小孩子们在外面玩耍的空间大，因此他们的视野比较宽阔。而现在好多小孩都住在高楼，家长们又不放心孩子出门玩耍，于是他们只能龟缩于屋内，所以孩子们的视野缩小了，他们更多的时间都待在家里与电子产品为伴，玩手机、玩电脑、玩 Pad、看电视，跟电子产品进行交流。长期这样下去，会造成：

（1）近视、斜视、散光：长时间使用电子产品产生的疲劳使人体坐姿向"懒惰姿势"的转变，令眼睛视线倾斜；加上视野狭窄，无法保证定时远眺，调节功能的眼内肌肉得不到有效的放松，这些都是造成近视乃至斜视、散光的因素。

（2）视频终端综合征（VDT 综合征）：VDT 是视频终端的简称。随着电子产品的普及，使用 VDT 作业的机会越来越多，同时因为眼睛疲

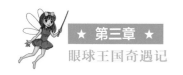

劳而烦恼的人也越来越多。从事 VDT 工作时，眨眼次数显著减少，而且需要长时间注视屏幕，这样就容易引起眼睛干燥、疲劳。特别是电子产品画面凌乱或亮度低、显示文字小、屏幕出现反光时，人们使用起来更加吃力，必须仔细观看，这样眨眼次数就会更少，从而引发眼部不适。VDT 综合征的局部症状包括眼酸、眼胀、眼部疼痛，注意力难以集中，结膜炎发生，甚至会产生视力减退、眼压升高，形成近视。VDT 综合征通常还伴有肩、颈、背等酸痛，情绪烦躁，植物神经失调等。

（3）干眼症：使用电子产品，其频闪会造成眨眼次数减少，泪膜形成障碍，长此以往就会罹患干眼症，出现眼部干涩，刺痛，异物感等症状。

★ 怎样保护眼睛免受电子设备的伤害？

在眼健康的多项指标中，青少年眼疾占比最大的仍是"近视"，作为发育期的一项常见病，近视在 18 岁以后基本保持稳定，因此在校学生是近视高发人群，并且发病率不断攀升。大量的医学研究证实，随着近视度数加深，各种眼病的发生率将显著增加。青少年一旦近视，若呵护不及时、不合理，容易因高度近视而引发并发症。那么，该怎么保护我们的眼睛免受电子产品的伤害呢？

（1）控制使用时间：对于青少年，如果没法杜绝玩手机或操作电脑，那么就要切实缩短使用时间，一般每次使用不能超过 20 分钟，否则时间一长容易让睫状肌长时间得不到松弛。特别是玩游戏时，高度紧张下，导致睫状肌痉挛，造成假性近视。

（2）调节屏幕亮度：将屏幕亮度调节至 10% 既不会影响阅读，也

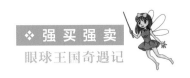

不易伤害眼睛。不要总是把屏幕亮度调得太高，容易刺激眼睛，长时间会造成睫状肌受损，慢慢会发展成近视。

（3）多参加户外运动：天气晴好时，多参加户外运动能比较好的保护视力，预防近视的发生。只要持之以恒，就能感受到在大自然中活动的乐趣。一般青少年每天应保证不少于2小时的户外活动时间。

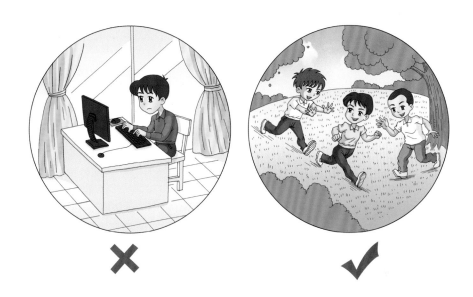

✗   ✓

（4）增加护眼食物：叶黄素是很好的抗氧化剂，能避免视网膜在吸收光线的时候受到氧化伤害；并可以保护眼睛的微血管，从而维持良好的血液循环。平常要多吃富含叶黄素的食物，比如猕猴桃、玉米、蛋黄、菠菜、甘蓝、葡萄、橙子等。

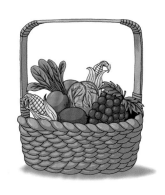

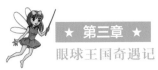
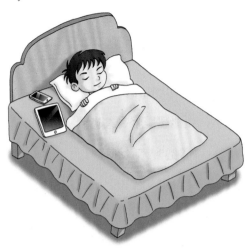

（5）保证充足的睡眠：充足的睡眠能让眼睛得到充分的休息，促进睫状肌的松弛，一定不能熬夜玩电脑、Pad、手机等电子产品，否则会造成睡眠不足，影响视力。

❖ 巫师的药水

"进来吧，灵西！"刚跑到山洞口，便听到洞中传来悠长的呼唤，随之一股强大的气流如龙卷风般，将不明所以的灵西直接吸了进去。等她睁开眼睛，简直被眼前的景象惊呆了。

只见一口透明的"大锅"悬于大堂中央，四根粗大的铁链缠绕着锅沿，锚定于洞顶。锅里斑斓的液体正在不停地蒸腾着，大大小小的气泡此起彼伏地跳跃，随之散射出五颜六色的光芒，并发出哗哗啵啵的爆破声。环绕四周，斑驳简陋的墙壁上挂满了木制的试管架，每支试管内好像都封存了不同的药水……红的、黄的、绿的、紫的，不一而足。

"嗨！"正当灵西沉浸于这奇幻的世界时，突然头顶被轻轻敲了一下，抬头便看到骑着扫帚盘旋于屋顶的巫师。那巫师瘦削高挑，头戴长尖顶宽沿大礼帽，身着宽松的黑色长袍，脚蹬尖头高跟长靴，手执细长银色法杖，双腿夹着的金色长尾扫帚熠熠生辉，星星点点的亮彩伴着滑

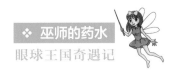

行的轨迹闪烁着，仿佛夜空里的繁星。

"您……您是马吉特巫师吗？"灵西仰面摸着头，惊讶地问"我叫张灵西，是河马智者让我来找您的！"

"可是……他给您带的东西被……"灵西搓着手踌躇着。

"被克拉克在门口抢走啦？"巫师接过话茬，若有所思地点点头。

"您怎么知道？没错，好像是一大包玉米豆？"灵西委屈地陈述着，"除了克拉克，还有好多好多的乌鸦！太可怕了！"

"啊，没关系，灵西！那些玉米豆就是河马智者给克拉克准备的，免得他闲得没事偷听我们的计划……"马吉特抖抖黑袍，摸着长长的下巴，"当时给他植入高等思想的时候，竟然忘了把八卦和长舌这两个属性去除掉，恩恩，还有欺诈，暴力，莽撞……现在想想高级思维的缺点还真是不少！这家伙太麻烦了……"

"这么说，克拉克是您创造出来的啦？"灵西好奇地张大嘴巴，"太神

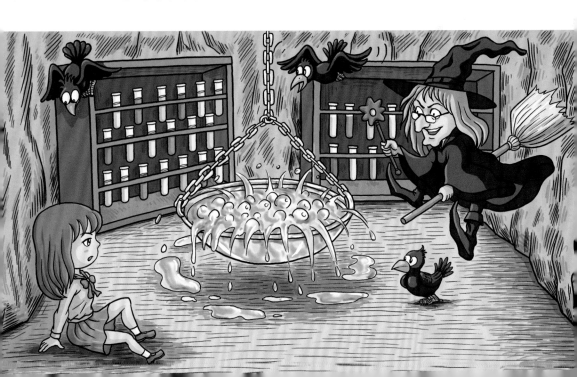

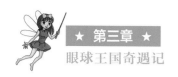

奇了，他刚才还一直不停地给我推销电子地图呢！他原来不会说话吗？"

"说话？呵呵呵！"马吉特巫师捧着肚子哈哈大笑起来，"以前他只会哇哇哇地叫，现在可倒好，拿个我玩剩下的平板电脑骗上人了！"

"那个……电子地图挺神奇的，能判断事物的属性，我要不是因为害怕，想赶快逃跑，肯定要拿走它玩玩的！"灵西心有不甘地诉说着。

"哈哈，你还真被骗了！"巫师飞到灵西头顶，用手中的法杖轻轻敲敲她的头，"那里面只有两个数据，就克拉克和洞口的那棵枯树，你扫什么都是这两句话循环说！"

"可是克拉克说山洞里有妖魔鬼怪和陷阱诡计，只有用电子地图才能化解？难道这也是骗我的？"听了巫师的话，灵西更加好奇了。

"这就是卖点啊！不这么说你会对那个地图那么感兴趣吗？你会觉得没了它你就不敢进山洞吗？"巫师撇撇嘴，露出一丝诡秘的微笑。

"啊？怎么会是这样！这个坏乌鸦！"灵西气愤地捶胸顿足。

"哈哈，你要是想要那个电子地图，那边的墙角还剩两大箱呢！"巫师挥挥法杖，指着远处的角落，自言自语道，"当时想做平板电脑的生意，真是瞎了眼，我们可是在眼球王国……看那玩意多毁眼睛啊，难怪没人买……"

"什么？您还做过生意？"灵西仰望着一刻不停在屋顶乱飞乱撞的巫师，疑惑地问。

"哦……哦……我，我刚才不是那个意思，哈哈！什么生意啊，你听错了，我是说声誉，哦，不，是胜利！你来了，我们的计划就能胜利成功了！"巫师依旧盘旋于半空中，语无伦次地解释着，好像在搪塞什

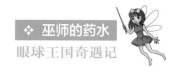

么，"来来来，灵西，让我好好看看你！"

"巫师大人，您为什么在家里还要骑扫帚啊？"灵西仰着头，好奇万分。

"为了让你相信我是巫师啊！"说着，马吉特巫师甩甩长袖，又骄傲地盘旋了两圈。

"这个国家的人思维都好诡异啊……"灵西咧咧嘴，想着却没敢说出口。

"把你装成眼镜女王的妹妹？"马吉特巫师突然扔掉扫帚，快步立于灵西面前，"听说那个女王亲人都不在了，就只有一个妹妹，要是以前和我们国王谈判的代表是她不就露馅儿了吗？"

"那怎么办啊？"灵西忐忑起来。

"提亲这种大事应该才能让至亲代表！前期的谈判应该都是官员来。"马吉特巫师托着已瘦得"噶了腮"的脸，自言自语着，"嗯，不用担心，灵西，我肯定能把你打扮成眼镜……小公主的，哈哈！"

"好吧！我听您的！"事已至此，灵西就像站在了悬崖边，也只能对他们言听计从了。

"首先，要给你换上得体的衣服。"巫师说着挥了一下衣袖，像变魔术般扔出一块白色的破布裹在灵西身上。

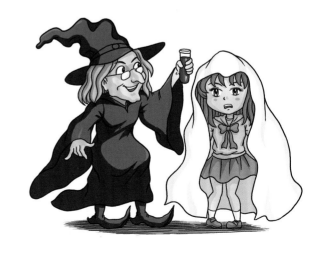

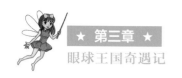
"这……这是衣服吗？"灵西惊叹道。

"这当然不是，要拿它变啊。"巫师将将长袍，瞬间掏出几瓶药水，"灵西，你想变成哪种风格的小公主啊？"

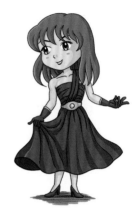

还没等灵西回答，巫师已经将一瓶红色的药水泼在了她的身上。顷刻间，灵西便披上了一件华丽的盛装。红色的缎面露肩小礼服，搭配红色高跟皮鞋，金色的丝带镶嵌蓝宝石系于腰间，及肩长发迎风飘动，一双红色长手套更使整套礼服俏丽十足。

"要不换件郑重点儿的？"没等灵西欣赏完，巫师便不由分说又泼去一瓶绿色的药水，一瞬间，灵西身上的小礼服又变成了高贵的拖地长裙。身着修身的孔雀绿色晚装，头戴金色皇冠，装饰绿宝石项链和耳环，长发也被高高盘起，显得高贵富丽。

"哈哈，太有意思了！"灵西提着长裙，高兴得转了起来。

"现在可不是玩的时候！"巫师招招手，叫灵西停下来打量着她，"信使应该再端庄一点才行！"

说着，巫师又泼了一瓶黑色的药水，灵西最后的接见服装也随即定为典雅的公主礼服。

"这样就可以了吗？"灵西好像很满意自己的服装。淡粉色的蛋糕连衣裙点缀颗颗闪亮的钻石，蓬蓬的袖子和蕾丝边荷叶领，把人衬托

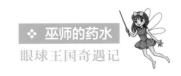

得娇俏可爱。金色天鹅状王冠更是皇族的象征。

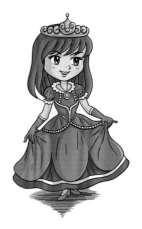

"巫师大人，我觉得挺不错的了，感觉自己真变成公主啦！"灵西拍着手原地打转，心里美滋滋的。

"现在还不行，衣服可是表达身份最肤浅的方法！"巫师拍拍灵西让她停下来，说着又取出一瓶透明的药水捧在手里，"内涵才最重要！把它喝了，你就是眼镜国的小公主了！"

"喝了？"灵西忽然想起小美人鱼的故事，顿时有些心悸，"好像喝下去的药水，结局都不太好……不会喝了就说不出话了吧？"

"当然不会变成哑巴，不过喝这个药可是变成眼镜国公主最关键的步骤，你好好考虑考虑吧！"马吉特巫师摇摇头，面露不悦，"穿件像样的衣服还用得着特意来找我吗？"

"好吧！我喝！"想到这是回家唯一的途径，灵西一狠心喝掉了整瓶的药水。随后便瘫倒在地，仿佛瞬间便进入了梦境。

待她再睁开眼，眼前的一切都已模糊不清。"巫师大人！"灵西一

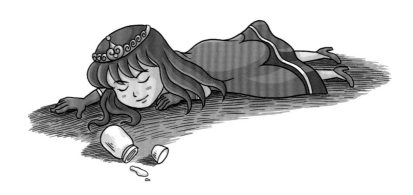

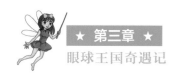
边使劲地揉着眼睛，一边害怕地叫喊着。

"我在这！"顺着声音的方向，灵西看见巫师脸的轮廓若隐若现。

她一把抓住巫师的头凑至面前，可是离得越近感觉越看不清晰。灵西随之将巫师推到一边，大哭了起来，"我什么都看不清了！真的什么都看不清了，怎么办啊？"

"灵西！别着急啊！"巫师凑到灵西面前，赶紧劝慰她，"没关系的，真的过一会就好了！要给你配上眼镜国的标志物才能像他们的公主啊！"

"标志物是什么啊？"灵西抹着眼泪，依旧哭嚷着，"难道就是看不清吗？"

"当然不是啦，一会儿就能看清啦！"巫师帮灵西擦擦眼泪，赶快解释道，"现在只是为了能让你更适应戴上他们国家的标志物！"

"如果不喝我的药水，你戴上那个标志会头晕的，那样的话，说不了几句话就会被揭穿！"巫师抚摸着泣不成声的灵西，"拿着这个！眼镜国的标志！"

巫师递给灵西两片闪闪发光的水晶。透过这晶莹剔透的水晶，灵西又看到了清晰的世界……

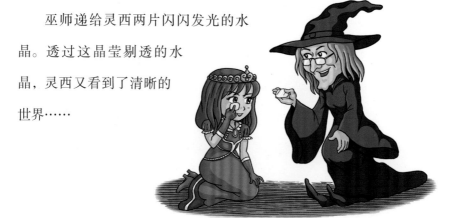

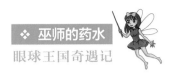

知识宝库七:

灵西的变身——如何确定近视

马吉特巫师所说的眼镜国的标志是什么呢?聪明的人肯定能脱口而出:"当然是眼镜啦!"那么巫师为什么要大费周章地给灵西灌药水呢,直接给她一副眼镜戴上不就行了?当然没有这么简单,正如巫师所说,如果直接戴上眼镜可能会出现头晕这样不正常的反应,所以要改变灵西的内在体质!

在现实生活中,如果我们也出现了近视的症状,应该怎样确诊呢?是不是也得喝下什么药水才能试戴眼镜呢?

答案现在就来揭晓。

★ 配眼镜为什么要散瞳验光?

要确定是否有近视,需要到医院行验光检查。为什么配眼镜要散瞳,会不会有危害?一些同学或家长有点畏惧散瞳药,希望医生可以省略散瞳环节,直接进行配镜。其实这种担心不仅不利于眼健康的检查,甚至会造成不正确的检查结果。青少年不管出现近视、远视还是散光,配镜之前一定要进行散瞳验光检查,瞳孔散大后说明睫状肌麻痹了,眼睛没有了调节,验光的度数才准确。

对于18岁以下的近视小患者,不先去医院检查,而直接在眼镜店验光配镜是十分不可取的。由于青少年睫状肌调节能力强大,自身调节作用可使验光结果误差300度左右或更高。若不进行散瞳,睫状肌得不

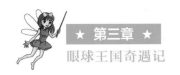

到放松；此时验配的眼镜度数并不准确，反映的是睫状肌调节紧张时的屈光度。以此基础验配的眼镜，佩戴后眼睛仍然处于高度紧张状态，可能出现炫目、视疲劳加重的现象。这就是许多小患者抱怨戴了眼镜，眼睛反而更加难受的原因之一。有些家长也会发现，佩戴眼镜的孩子，近视度数不但没有得到控制，反而加深更快，从而主观地放弃佩戴眼镜，孩子视力进一步下降，形成恶性循环，并最终出现高度近视的并发症，严重影响生活质量。

出现上述误区的原因，很大程度是由于验光配镜的过程不专业，省略了散瞳步骤，从而影响了眼镜矫正屈光度的效果。

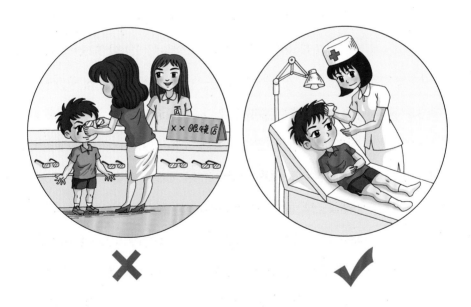

★ 散瞳验光的优点是什么？

所谓散瞳验光，就是验光前用散瞳药把瞳孔散大到对光反射完全消失，然后再验光。散瞳验光有以下优点：

（1）由于调节痉挛引起的假性近视，一旦散瞳，调节作用消失，假性近视也就恢复了；所以散瞳就变成了治疗的好方法。

（2）青少年眼睛的调节作用很强，如果不散瞳，验光误差的度数有相当大的区别。

（3）有散光的眼睛，散瞳后验光度数和散光轴的位置能检查得更准确。

★ 散瞳药的种类有哪些？

如同马吉特巫师种类繁多的药水，依据年龄不同，验光时使用的散瞳药物也不相同。

（1）小于 10 岁的儿童用 1% 阿托品眼膏散瞳，每日 2 次，连续 3 天，第 4 天验光。

（2）10 岁以上的青少年可以用复方托吡卡胺快速散瞳验光，每 5 分钟一次，共 3 次，20 分钟后验光。

★ 什么是假性近视？

临床上经常有人问，我是不是假性近视啊？每个近视的小患者也都希望自己是假性近视，那么怎样才算假性近视呢？其实验证的方法就像灵西变身的过程一样——点完药水后再验证。如果你视力不好，但散瞳后，验光结果为正视眼或轻度远视眼。那么近视的状态就可能是由于近期调节紧张造成的。此时注意用眼卫生，改善用眼习惯，一般就可以矫正近视状态，从而避免发展成真性近视。

★ 散瞳后的不适症状可以自行恢复吗？

散瞳既然在青少年验光时如此重要，那么灵西被巫师灌了药水后看

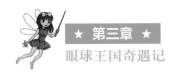

东西混沌不清的现象，是否同样会发生在我们点了散瞳药之后呢？

散瞳后由于瞳孔暂时不能对光反射收缩，也失去调节作用。可能会出现畏强光，视近物不清的状况。

但散瞳带来的看不清近处事物、强光下不能睁眼这些症状都是暂时的，一般用阿托品后症状消失大约需 3 周左右，复方托吡卡胺约 6 小时左右。散瞳不会遗留任何不适，更不会对眼睛产生长久影响。因怕麻烦或畏惧散瞳，而省略散瞳验光的青少年，所配眼镜不但不能矫正近视，反而会伤害眼睛，百害而无一利。

★ 散瞳后的注意事项有哪些？

散瞳本身是不会对身体产生伤害的。但是由于每个人的眼部条件与体质不同，有些人可能出现暂时性的怕光以及看近处景物模糊的状况。但是，等散瞳药物药效过去后即可恢复正常。因此，散瞳的影响只是对于某些人而言的、暂时的，并不会对所有人产生其他副作用。不过在散瞳验光后，需要注意以下几点：

（1）散瞳期间由于近视模糊，不要追跑打闹，家长则要看护好小孩，以免摔伤。

（2）由于阿托品可使瞳孔散大，感觉微光、视近困难均属正常现象。

（3）由于散瞳是为了解除眼睛疲劳，让紧张调节的肌肉得到放松，故散瞳期间不要近距离用眼，例如看书、看电视、玩电脑。

（4）散瞳期间应避免强光刺激，尤其避免强烈的太阳光刺激，户外活动应佩戴遮阳帽或太阳镜。

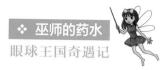

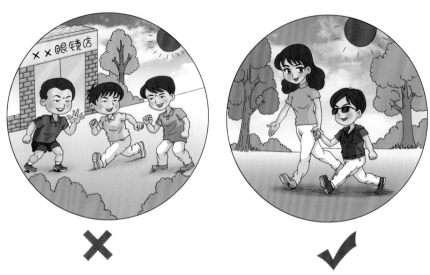

　　那么灵西喝了药水后视物不清的症状是否也能很快恢复呢？让我们

继续和她一起进行冒险之旅吧！

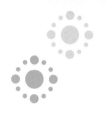

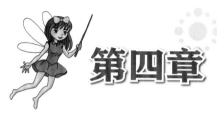

第四章

❖ **梦幻生产线**

"这是什么啊？巫师大人。"灵西紧紧攥着那两片能让她看清的水晶，"这就是你说的眼镜国的标志么？"

"没错！"巫师转着圈欢笑道，"看来，我这里的变身步骤很成功，现在你可以去让格拉斯富商给你置办点奢侈品了！"

"闭上眼睛！后会有期！"巫师不由分说，一挥手杖，把一整锅冒着泡的药水直接泼到了灵西身上。一瞬间，灵西又来到了一个全新的境地……

"哈哈，欢迎来到考尼尔工厂的水晶片生产厂区！"还没来得及环顾四周，灵西就被如雷贯耳的欢迎声吓了一跳。

"你好啊，灵西，我是这里的负责人格拉斯……大人！"一只衣着整洁的兔子正气宇轩昂地朝灵西走来。

"还有自称大人的……兔子？"灵西强忍住嘲笑和他打着招呼，"您好啊！格拉斯……大人！"

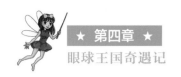
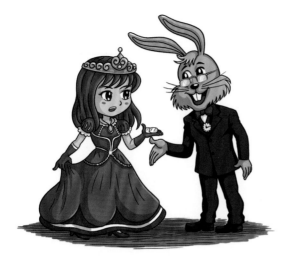

"嗯，听说河马智者又要让我出钱贿赂国王……哦……不对，好像是要包装一下你！"格拉斯向上推了推滑到鼻尖的金丝边眼镜，"我先看看巫师给你的基本装备吧。"

"嗯，您说的基本装备是这个水晶么？"灵西摊开手掌，给格拉斯看那两片神奇的水晶。

"呦呦呦，这也太粗制滥造了……这个马吉特，真小气！"格拉斯大声咆哮着，"根本达不到公主级别，看来是强迫我再出一副高级眼镜啦！"

"那个……您别生气！"看着面红耳赤的格拉斯，灵西一时也无言以对，"高级眼镜……是不是很贵？"

"贵？那当然了！不过这不是钱不钱的问题，我注重的是任务完成的质量！"格拉斯气急败坏地喘着粗气，"这个巫师，总是那么抠门，万一在眼镜上被国王看出什么破绽……那才真叫因小失大！"

"嗯嗯，您别着急！"灵西看着越说越激动的格拉斯，也只能不停说着宽慰的话。

"咳咳，我哪里着急啦，我哪里生气啦！"格拉斯清清嗓子，挺起了腰板，"我可是远近闻名的格拉斯……富商！这点儿钱对于我来说……呵

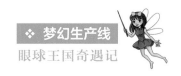

呵，都可以忽略不计！我会为这点儿利益着急？还生气！怎么可能？"

"哦，那太好了！"灵西看着格拉斯神气活现的样子，心想："这脸变得也太快了。不过还好，他不生气了。"

"好吧！我来让你看看什么是眼球王国最绚丽的生产线！"灵西正疑惑着，却已被格拉斯拽到了硕大的厂房之内。

"哇~"没来得及多想，灵西便不禁为眼前的景色震惊了。

高大的钢结构厂房耸入云霄，一道道现代化的生产线宛如一条条机械巨龙绚丽交织，精密的零件在生产线上快速而有序地输送着。机械手臂穿梭其中，精密而准确地拿取加工，仿佛轻盈的精灵在旋转跳动。

"这里有这么多水晶片啊……您真的是大富翁啊！"灵西看着井然有序又飞速运转的生产线，不禁仰视赞叹。

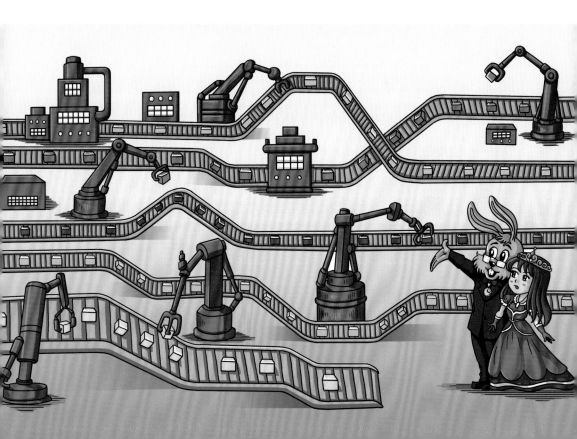

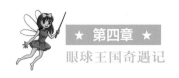

"什么叫真的……大富翁？"格拉斯提了提套在脖子上的怀表，面露不悦，"你难道还怀疑过我的财富？"

"没有，没有……我只是觉得您生产这么多又贵又没用的东西……"灵西小声嘟囔着，"一定是钱多得没处花吧？"

"没用……？"虽然声音小，但灵西的话还是被格拉斯听个正着，"现在这些镜片看起来是没什么用，可要是所有人都觉得有用了，我才生产，怎么可能挣得到钱！商机可是需要预判的，懂吗？"

"算了，算了！小孩子肯定什么都不懂，河马那个家伙找的人怎么这么不靠谱啊！"格拉斯音调越来越高，最后竟扯着嗓门喊起来，"经商靠的是研究政策导向，研究发展方向，研究……国王的想法！国王的想法和你相反的时候，就要及时地纠正……不，劝诫他！"

"咦，没有工人吗？"灵西看到谈话的气氛越来越紧张，赶紧岔开了话题。

"嗯！这是当今最先进的生产线，完全不需要工人！"提到他引以为傲的生产线，格拉斯瞬间就平静下来，"不过，我可是有很多员工的……也就是说，我可不是光杆司令！"

"那他们在哪啊？"灵西更加疑惑，"这么大的厂房里，怎么一个人都没有啊？"

"人啊……都在精细操作车间。"格拉斯昂着头，朝灵西眨眨眼睛，"那可是个高端的地方呦~"

"真的吗？我想去看看！"灵西的好奇心一下就被激起了，央求着格拉斯，"竟然还有更高端的地方？"

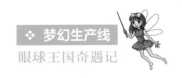

"那当然了！我的工厂可是很大很大的呦！不过带你去那里之前，得先给你配一副符合你身份气质、特别是戴着舒服的眼镜！"格拉斯拍拍手，大声唤道，"米丝秘书！带灵西去选副眼镜吧。"

"好的~"从身后悠悠地飘来一声应答，那声音就像棉花糖一般暖心。灵西转过身，便看到一只温柔妩媚的兔子，正姿态婀娜地朝她走来，"您好，请跟我来，去选一副漂亮的镜架吧！"

说着，米丝小姐抬起手，用指尖轻轻撩开了一扇粉红色的纱门："这里就是选购房间！"

灵西追随着进入房间，放眼望去，只见一排排淡粉色的陈列柜立于屋内，其中展示着千奇百怪的眼镜。论造型，有朴素的，有华丽的，有简约的，有夸张的，不胜枚举；看材质，有木制的，有钢制的，有水晶的，有塑料的，不一而足；比用途，有防水的，有防晒的，有耐火的，有耐压的，数不胜数。

正当灵西看得眼花缭乱之时，米丝小姐指着房间中央高高升起的水晶陈列台，说道："这副眼镜应该最合适公主戴了，您请试试吧！"

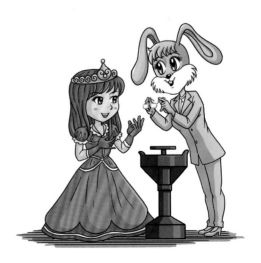

"好的！"灵西双手接过这副做工精良的眼镜，小心翼翼地抚摸着纯金及细钻打造的镜架，轻轻戴上。

"这回可真是有眼镜公主

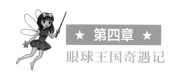
的气质了！哈哈哈！我也是出了血本了，哈哈！"不知何时，格拉斯从后面蹿了出来，兴奋地叫嚣着，"选眼镜还得是专业人士啊，不愧是米丝秘书！"

"这么奢华的眼镜送给你……"格拉斯仔细端详着灵西，略显不舍，"你可要好好保护它呀！"

知识宝库八：
选副眼镜吧——青少年配镜注意事项

格拉斯说的没错，选配眼镜一定要请专业人士指导，否则不但无法达到矫正近视的目的，还可能对眼睛造成伤害。

是否需要对屈光不正进行矫正取决于患者的症状和视力的需要。如果仅有低度或单眼的屈光不正可能不需要矫正；眼科医生不推荐对无症状患者的屈光状态进行微小的调整来矫正屈光不正。矫正的选择包括眼镜、角膜接触镜（隐形眼镜）或手术治疗。

框架眼镜是最简单和最安全的矫正屈光不正的方法，因此选择接触镜或屈光手术之前应当考虑选择眼镜。

★ 青少年如何配一副适合自己的近视镜？

青少年配近视镜一定要到正规医院散瞳验光（如前述），复验后准确测量两眼之间的距离，也就是瞳距，并在验光师的建议下挑选一副合适的镜架，方可得到满意的近视镜。

（1）假性近视一般不需要佩戴眼镜，正确的矫正都可以恢复正常。

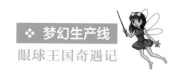

但是并非可以任其发展，这时是否需要配镜取决于视力情况。如果上课时看不清黑板上的字，或看电视时需要眯着眼睛，建议最好配镜，而且度数可以稍微降低。

（2）轻度近视可以在看远物时佩戴眼镜，如上课、看电影。看书、写字时不用戴。

（3）中高度近视（300度以上）不论看远、看近都要戴。

★ 验光配镜有哪些注意事项？

验光配镜不是小事，许多人戴了不合适的眼镜，损害了眼睛，不仅容易发生视疲劳，还会加深度数。正规的专业眼科医院，采取的是医学验光法。整个过程较为复杂且专业，必须由专业资质的验光师进行操作；眼镜店则往往采用电脑验光代替，虽然简单、快速，但误差较大。验光配镜要拨开云雾，走出误区。

（1）验光配镜需眼科检查

视力不良的原因很多，不一定只是单纯的近视或散光。在验光前要进行系统的眼科检查以排除单纯屈光不正外的其他眼病，如有无先天异常、青光眼、眼底病变等，另外是否存在圆锥角膜，因为这种病的早期表现就是近视和散光的快速增加，应早期发现早期治疗以免延误诊治。

（2）医学验光与普通验光有本质区别

医学验光强调的是双眼视觉功能的提高，除了精确检查每只眼的屈光度数外，必须检查双眼平衡、眼位、调节力、双眼单视功能、辐辏（集合）功能等，戴矫正眼镜不但能有最清晰的视物效果，还要达到戴镜舒适，对眼起到保健治疗作用。如果验光配镜没有把握到好的方法，

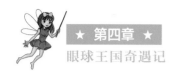

走入误区，那么无疑是走进了一个伤害双眼的重大漩涡中，所以保护双眼，要从科学配镜开始。

★ 验光配镜也有标准流程吗？

验光配镜可分为 5 级，看看你以前配眼镜的过程达到了几级标准？普通眼镜店验光一般在 3 级以下，而医院验光在 4 级以上。

1 级→给配镜者插片

2 级→电脑验光 + 给患者插片

3 级→电脑验光 + 给患者插片 + 检影或综合验光

4 级→电脑验光 + 给患者插片 + 检影或综合验光 + 调整平衡检查

5 级→电脑验光 + 给患者插片 + 检影或综合验光 + 调整平衡检查 + 考虑优势眼、双眼视功能及患者主观感觉，出具科学的验光处方。

在专业人士的指导下，选配到适合自己的眼镜。

而接下来，就像格拉斯对灵西的嘱托，眼镜的保养维护更加重要。

★ 如何判断眼镜是否合适？

你的眼镜合适吗？不能完全依靠验光仪器和验光师的判断，戴镜者的主观感受也很重要。判断验配的眼镜是否合适，可以从这几方面考量：

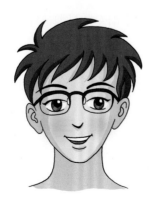
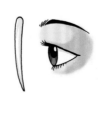

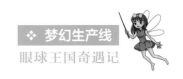

（1）眼镜鼻托是否架在鼻梁上：摘下眼镜后，发现鼻梁变红了的话，就说明眼镜并没有戴在鼻梁上。特别要注意欧美国家生产的镜框，它设定的位置较高，中国人戴上可能会向下滑。

（2）瞳孔是否在镜片中央：镜片设计成在瞳孔与其中央重合时矫正效果最好。为了保持两个瞳孔之间的距离，要用镜框将两个镜片固定，如果镜片周围的镜框设计过大，则不能保持两瞳孔间的距离。

（3）镜架是否压得耳朵痛：戴眼镜时，镜架要放在两个耳朵上，以保持镜片的位置。但这样会引起耳后疼痛，此时，需要调整镜架与耳朵的接触点。

（4）镜片是否距离瞳孔太近：经过计算，镜框固定在鼻梁上时，镜片与瞳孔间的最佳距离为12毫米。如果偏离这一位置关系，戴镜者就不能获得良好的矫正效果。

（5）镜片的倾斜度合适吗：在看比较近的物体时，镜片要稍向下倾斜。如果倾斜太多，变成用脸颊来架着镜片的话，视野就会歪曲。

★ **如何清洗框架眼镜？**

目前，眼镜片大多为树脂，容易磨损和沾灰尘。镜片不干净时要用清水加洗涤液冲洗，用指腹轻轻揉擦，甩掉清水后，用纸巾吸干表面

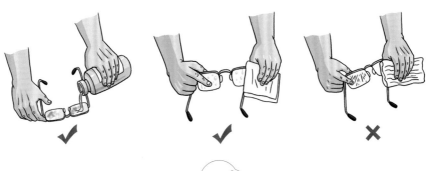

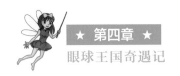

的水滴。千万不能用布或纸干擦，会造成镜片表面划痕，影响镜片的清晰度。

★ 摘戴眼镜时要注意什么？

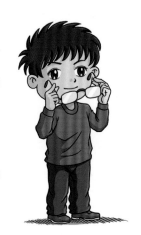

摘戴眼镜必须用两只手同时操作，常用单手摘戴眼镜，易使镜架变形。摘取时轻拿轻放，避免使镜架变形。放置在桌上时必须将镜片凸面向上，以免磨损镜片。不用时最好放入镜盒中保存。

学习了如何护理眼镜，相信灵西可以保护好她那副昂贵的眼镜继续旅程。

❖ 神奇的贡品

"格拉斯大人！现在能带我去高端的精细操作车间了吗？"灵西模仿格拉斯的动作，轻轻推了一下金丝眼镜，眨眨眼诚恳地望着他。

"当然可以！你的学习能力很强嘛！"格拉斯也推了一下眼镜，满意地点点头，"我们还需要去那里取一样重要的东西呢！"

"什么东西啊……"还没等灵西问完，格拉斯就推开了面前的水晶陈列台，拉着她站了上去。只听"刷"的一声，从陈列台底座的周围散射出一圈蓝色的激光，斑驳的光影随即幻化成索条状的六面体，将灵西与格拉斯框在中央。

"去精细操作车间！"格拉斯低沉的声音激活了控制面板。灵西定睛一看，原来这里暗藏了一部声控高速悬架电梯。伴随格拉斯的指令，

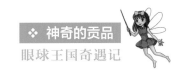

电梯周围的蓝色激光变成纵向排列，一瞬间，令人窒息的失重感袭来。灵西不禁屏住呼吸，体验这刺激非凡的垂直悬降。

"哈哈，到了！"不到一分钟，电梯便平稳地停了下来，格拉斯略带嬉笑地说，"我们可是在5000米的地下了！"

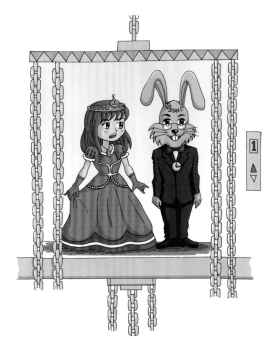

"5000米？那岂不是地下100多层呢！"灵西掰着手指惊叹道，"好深啊！"

"那当然，精细操作一定要在非常安静的环境里进行呀！"格拉斯推推眼镜，骄傲地说，"地面上盖楼，挖沟，还有修地铁的那些噪音统统不能影响到我的精细车间作业！"

"啊！好多蜘蛛……"灵西刚向车间里瞟了一眼，便惊呼起来，"真恐怖！他……他们在干嘛？"

"蜘蛛啊？没什么可怕的。"格拉斯拍拍灵西的肩膀，解释道，"他们就是我最优秀的员工——精细车间的高级工程师们！这么精细的操作肯定得蜘蛛这种'脚'又多又细、头脑又冷静的物种才能胜任啊！"

"去看看他们在加工什么吧，灵西！"格拉斯邀请灵西走进车间。

"我……我不敢……"灵西半遮着眼睛，从指缝间紧张地瞄了一眼，却踟蹰着不敢向前。

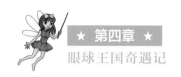

面前数以千计的蜘蛛大军正在有序地忙碌着，纤细的'脚'一刻不停地摆动伸缩，丝毫不比机械手逊色。他们仿佛也在加工一种像镜片似的东西，只不过十分小巧精致。通过'脚'递送运转的生产线宛若流动的音符，凑出一曲悦耳的劳动之歌。

"这是可以直接戴在眼睛上的镜片哦！"格拉斯用手指从生产线上轻轻地拈取了一只，摆在灵西面前，"你摸摸，质地很软的。"

"这可是用柔软先进的高分子材料制作而成的，眼镜国的人要是戴上它，也能像我们一样看清东西！哈哈哈，但就看不出他们是眼镜国的了……！

哦……这东西其实也没什么特别的意义……"格拉斯故作镇定地推了推眼镜。

"没什么意义为什么要生产啊？还要动用这么多人力物力？"灵西看看忙碌工作的蜘蛛工程师们，满腹狐疑地问，"又是因为……？"

"没错！经商靠的是研究政策导向，研究发展方向，研究国王的想法……！"格拉斯又激动起来，不断强调着他的经商理念。

"我明白了，我明白了，您有商人的大智慧！"没等格拉斯说完，灵西就赶快赔着笑脸承认错误，缓解了即将再次陷入僵持的局面。

"嗯……"格拉斯摸摸怀表，意味深长地叹了一口气，"这就是我们要假扮眼镜国女王送给我们国王的国家贡品！咳咳，有点绕嘴……

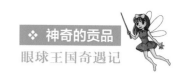

不过东西很神奇吧！关键是送这个寓意好，表示眼镜国女王嫁过来之后愿意扔掉眼镜，变成我们国家人民的形象！"

"原来是这样！"灵西似乎明白了什么，但随后又不解地问，"可是这样的贡品制作一件就行了，何必如此大规模的生产呢？"

"你的意思是我又在浪费钱财？"格拉斯不由自主地提高了嗓门。

"没有，没有。我可不是那个意思！经商靠的是研究政策导向，研究发展方向，研究国王的想法！"为避免争端，灵西赶紧抛弃了自己的疑问，顺着格拉斯的思路解释道，然后快速地撇开这仿佛炸弹一般的话题，"我的意思是，这么精巧的东西要怎么护理啊？直接放在眼睛里的话，眼睛不会疼么？"

"当然不是那么简单，这种镜片的佩戴和保养比框架眼镜复杂得多，而且销售价格和护理成本也很高啊！"格拉斯好像忘掉了灵西刚才对他经商头脑的再次挑衅，自顾自地解释道，"纯手工制作的东西嘛，当然比机器流水线生产的要金贵啦！"

"斯班德工头！来给灵西普及一下知识！"格拉斯立即高声唤来一只硕大的蓝色蜘蛛，"简要介绍一下我们神奇的隐形眼镜。"

"您好……"灵西吓得不敢睁眼看，怯懦地打着招呼。

"您好，我是斯班德工头，现在为您讲解佩戴隐形眼镜的注意事项……"大蜘蛛舞动着巨大而纤细的触角，擎着一条长长的手卷，平缓地诵读着，"隐形眼镜的佩戴和护理是一项非常复杂的工作……"

灵西虽然捂着眼睛，但仿佛也感到周围环绕着丝丝寒气，只听见斯班德工头沉稳的声音不绝于耳，而具体内容则一句也没有听进去。

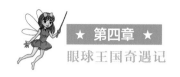
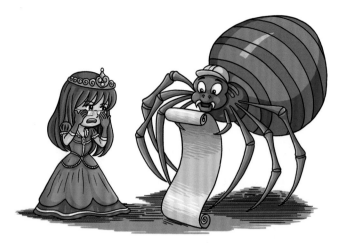

"好啦，别折磨灵西了，反正也不用她戴这种眼镜！"格拉斯击掌打断了斯班德工头的讲解。

"你的任务就是把它作为礼物献给我们的国王！其他的就不用知道了，这本来就是个复杂的工程，看起来你也记不住那么多的条款！"格拉斯双手捧着一件雕工精致的木质礼盒，递到灵西面前，"这里面有用最高端的透气材料制成的隐形眼镜，是最新产品哦，你一定要保管好，到时进贡给国王！"

知识宝库九：
斯班德工头的讲稿——隐形眼镜佩戴注意事项

虽然灵西害怕斯班德工头，而没有学到佩戴保养隐形眼镜的方法。但是随着眼镜生产技术及材料学的发展，越来越多的人选择佩戴舒适的隐形眼镜来矫正近视状态。

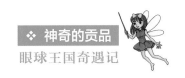

佩戴角膜接触镜时，其作为眼球表面最外层的屈光物质，可以在很大范围内矫正屈光不正。软性水凝胶接触镜、具有高透氧性的硅水凝胶接触镜和硬性透气型接触镜是使用最多的接触镜类型。现在已经很少使用聚甲基丙烯甲酯（PMMA）材料的镜片，这是由于其限制了氧气的通透。到2014年，估计全球接触镜佩戴者约为1.25亿人。隐形眼镜美观、轻便、不影响运动的优点自不用说，但佩戴过程的要求较框架眼镜更加严苛，若不遵守，可能患上结膜炎、角膜炎等并发症，严重的还可能导致失明。

★ 什么人可以佩戴隐形眼镜？

（1）不愿意佩戴框架眼镜的人最常使用隐形眼镜：许多患者能体会到，使用接触镜可以拥有更好的视野、更大的舒适性，以及更佳的视觉质量。

（2）具有特殊职业需要的患者不能佩戴框架眼镜：如球类运动员。

（3）对外观有特殊要求：如演员。

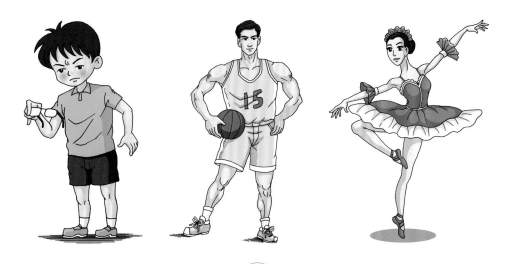

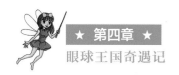

（4）只有使用隐形眼镜才能达到最佳视功能状态的患者：包括高度近视、有症状的屈光参差患者、两眼物像不等症的患者，或角膜表面或形态不规则的患者。

★ 什么人不能佩戴隐形眼镜？

当患有下列任何一种与眼睑、泪膜或眼表异常相关的眼病时，不建议佩戴接触镜：

（1）干燥性角膜结膜炎

（2）睑结膜炎

（3）玫瑰疹

（4）结膜瘢痕

（5）角膜暴露

（6）神经营养性角膜炎

（7）其他角膜异常

此外，如果存在下述情况时，也应及时停戴隐形眼镜：

（1）眼部滴用糖皮质激素

（2）眼部炎症

（3）眼部卫生条件差

（4）进入粉尘或刺激性化学品环境中

（5）手的活动受限（否则影响操作，容易误伤角膜）

★ 佩戴隐形眼镜可能的风险？

佩戴接触镜最大的风险是发生微生物性角膜炎，这种情况即使得到恰当治疗仍然可能导致视力丧失。应用各种类型的接触镜并发症包括：

（1）感染：细菌性、真菌性以及棘阿米巴性角膜炎。

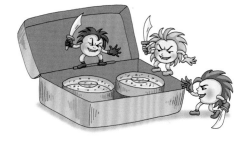

（2）过敏反应：巨乳头性结膜炎。

（3）眼表改变：浅层角膜炎、反复性角膜糜烂、角膜新生血管、角膜变形或纤维化、角膜基质水肿或进行性变薄。

作为佩戴接触镜的一种并发症，微生物性角膜炎大多由细菌引起，但是也可以由一些难于诊断和治疗的少见病原体引起，如棘阿米巴或真菌。

在 20 世纪 80 年代早期引入了适于长期佩戴的隐形眼镜之后，佩戴者中发生的角膜炎病例中，最常检出的病原体为绿脓杆菌。研究发现该细菌容易黏附在隐形眼镜的沉着物中。随着戴用时间的增加，隐形眼镜会产生更多的沉着物。因此，使用长期佩戴的隐形眼镜者比应用日抛型隐形眼镜者发生角膜炎的相对危险高 10~15 倍。同时，使用长期佩戴的隐形眼镜者微生物性角膜炎的年发病率是日抛型软性接触镜的 5 倍（21/ 万比 4/ 万）。

低透氧性接触镜与高透氧性接触镜相比，更可能与绿脓杆菌在角膜上皮上附着相关。现在已经开发出具有极高透气性的软性硅凝胶接触镜用于长期佩戴。这些材料符合角膜透氧的需要，以此避免佩戴隐形眼镜睁眼期间发生的角膜水肿。当矫正高度近视时，由于接触镜的厚度增加以及可能发生不适当的移动，镜片透氧率相应降低，其并发症的发生风

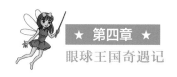

险会相对增加。

在过去十几年的科学研究结果表明，环境危险因素和不良的卫生习惯可能导致角膜接触镜使用相关的棘阿米巴和真菌性角膜炎的发生，而上述疾病发展迅速，并可能致盲。这就包括：

（1）没有对隐形眼镜进行揩拭清洁。

（2）重复使用清洁液。

（3）污染接触镜的盒子。

（4）用自来水冲洗隐形眼镜片。

（5）洗热水澡时仍佩戴隐形眼镜。

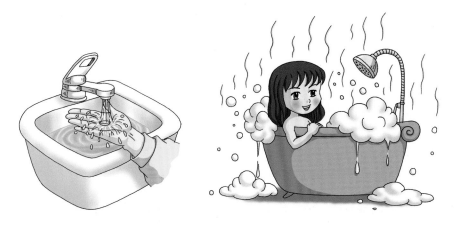

★ 佩戴隐形眼镜时应注意什么？

（1）戴、摘隐形眼镜前要洗手；淋干（不采用毛巾擦干的方法）

（2）每日清洗、浸泡隐形眼镜，以清除隐形眼镜表面的脂质、蛋白沉积物；

（3）要用新鲜的镜片保存液；

（4）根据医嘱定期清洗镜盒，每3~6个月更换一次；

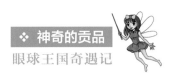

（5）定期到医院检查角膜和结膜，根据医生的建议决定是否继续戴镜；

（6）睡觉时最好不戴隐形眼镜（无论哪种隐形眼镜），以便使角膜得到自然呼吸，减少并发症；

（7）戴、取隐形眼镜镜片时动作要轻柔，以防损坏镜片和角膜；

（8）每天化妆的人，应先戴镜后化妆、先摘镜后卸妆，摘镜前一定要洗手；

（9）戴镜期间一旦发现眼睛磨疼、怕光、流泪、充血等应立即将镜片摘下来放在盒内暂时停戴，及时到医院就诊。同时将尚未清洗的镜片及镜盒带上，以便做必要的化验检查，根据化验结果选择更有效的治疗药物。

（10）暂时不用的镜片要清洁消毒后存放在装有全护理液或无菌生理盐水的镜盒中封闭保存，防止镜片污染和干燥，镜盒也应进行清洁处理。

★ **佩戴隐形眼镜是否需要随诊？**

首次适配接触镜应当评估视力、舒适度、镜片适合程度，以及接触镜对眼表健康的作用。

（1）首次使用日戴型或者长期佩戴型接触镜的患者应当在开始佩戴后不久就进行检查。

（2）有经验的接触镜使用者一般也应当每年检查一次。

常规的随诊检查十分重要，随诊中医生会询问患者：

（1）有无刺激感、眼红、眼痒、分泌物。

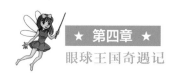
（2）有无视力下降或者取下接触镜后发生眼镜片模糊等问题。

（3）回顾使用隐形眼镜的时间安排以及镜片的护理方法。

（4）说明隐形眼镜的使用与建议的使用方法有无偏差。

在隐形眼镜佩戴中，卫生实践的依从性差是发生微生物性角膜炎和接触镜相关不良反应的重要危险因素。一项研究发现86%的患者，自认为他们是依从卫生方法的，然而对他们的接触镜护理方法进行面谈后发现，在自诩依从性很好的人中，只有34%的人佩戴及护理隐形眼镜的方法是正确的。患者自我报告的依从性并不能表示患者的行为是恰当的，这是因为相当大比率的患者尽管知道存在着危险，但依然没有依从。所以，佩戴隐形眼镜一定要定期去医院进行随访检查。

医生会检查戴用接触镜时的视力，确定眼部发生任何细小变化的原因。还会检查隐形眼镜本身的适合度和湿度是否恰当，确保没有沉积物和破损。在随诊检查中要评价外眼和角膜的情况。结膜充血，角膜水肿、着染和浸润，上方角巩膜缘改变或者睑结膜乳头结膜炎。这些发现都提示患者可能出现了佩戴接触镜的相关问题。

随诊中，医生会进一步检查患者是否有角膜缺氧的体征，包括上皮微囊肿、上皮水肿、基质增厚、角膜皱褶、角膜血管化和角膜变形。如果发现角膜出现缺氧的表现，医生会调整隐形眼镜的适配、材质或佩戴时间，以便允许角膜有足够氧供。当怀疑发生角膜变形时，医生会对患者在不戴用接触镜的情况下进行角膜曲率或角膜地形图的检查，并将结果与佩戴之初的结果进行比较。

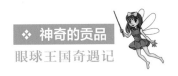

★ 隐形眼镜的使用期限有多长？

对于不同的患者，一副特定型号的隐形眼镜镜片所使用的期限是有变化的。尽管在某些人中镜片的表面质量会很快地下降，但是通常：

（1）硬性透气型镜片可以使用 18~24 个月。

（2）传统的日戴型软性镜片一般至少每年更换 1 次。

（3）传统的长期佩戴的软性接触镜片需要更经常的更换，一年 1 次以上。

（4）日戴型或长期佩戴的抛弃型软性接触镜片和硅水凝胶镜片应当按照厂家的说明按时更换，期限一般从 1 天到数月。

（5）接触镜片更换的频率要根据患者的症状和眼部检查所见进行调整。

（6）如果一副特定的接触镜片破坏严重或者沉积物过多，不管使用了多长时间都应当进行更换。

在任何类型的接触镜中，硬性透气性角膜接触镜的不良事件发生率仍是最低的，但是患者开始佩戴时的不适，以及与软性接触镜相比其适配和供应所需要的资源导致其应用持续下降。在软性接触镜的选择中，每天佩戴日抛型隐形眼镜目前仍然是最安全的方法。

长期（过夜）佩戴接触镜，不论应用何种类型（包括最新的高透气性硅水凝胶接触镜），会增加感染的可能性。

通过了解，我们可以感觉到，相对于框架眼镜，隐形眼镜的佩戴和护理步骤更加烦琐。选择佩戴时需要知晓大量卫生及安全的注意事项，所以医生并不推荐自制力较弱的未成年人佩戴角膜接触镜。18 岁以下

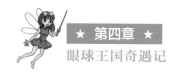

的同学们如果只想通过佩戴隐形眼镜让自己看上去美一些，显然操之过急。如果因为不当的操作损伤了眼睛，真是追悔莫及。

❖ 秘 密 车 间

正在灵西被隐形眼镜的护理事项弄得焦头烂额的时候，格拉斯已经不耐烦地打发着斯班德，"好啦好啦，斯班德！每次都啰里啰唆的！"

"不懂时间就是金钱吗？不懂金钱就是生命吗？不懂我们生产的目的吗？不懂要重点告诉灵西什么吗？不懂……"格拉斯喋喋不休地责骂着斯班德。

"生产的目的？告诉我重点？"灵西听得一头雾水，"格拉斯大人……你要说什么啊？"

"哦，哦，没什么，灵西，我在和斯班德工头说话呢……"格拉斯嘴角抖了一抖，露出不自然的微笑，"我们回去吧……"

"这个斯班德真是太啰唆了，灵西，你忘记他说的话吧！只要记住到时把隐形眼镜进贡给国王就好啦！"格拉斯拉着灵西不停地嘱咐着。

"哎……自己这么啰唆还嫌弃别人……"灵西频频点头，应付着格拉斯。但他所说的话却一句也没听进去，只觉得像无数苍蝇在耳边"嗡嗡"叫着。

格拉斯拉着灵西穿过蜘蛛工程师们的操作台，数不清的纤细触角在灵西身边摆动，这令灵西浑身发痒，惊恐地捂住眼睛。

"你那么害怕蜘蛛啊？"格拉斯见状安抚着灵西，"早知道就不带你

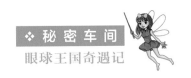
来这里啦，我应该想到的……不过他们其实很友好的，只是长相狰狞了一些……"

"恩，我本来不怕蜘蛛的，只是这里的数量太多了，而且他们的脚好细好长……感觉碰到身上会很痒的……"灵西颤抖地说。

"啊，没关系，我们马上就走到出口了！"格拉斯安慰道。

"我好怕踩到他们的脚啊……"灵西把眼睛睁开一条小缝，"可我又不敢看脚下的路……"

"啊！好像有触角碰到我了！毛茸茸的……"在这一瞬间，灵西猛然把头抬了起来，不敢平视前方的景象。

"没事，这里的工人有点密集……"

"啊……！"没等格拉斯解释完，便听到灵西发出更大声音的惊呼。

"啊！啊！这是什么啊！好可怕啊！"灵西厉声尖叫着，那凄厉的惊吼刺破了宁静，久久回荡在空寂的厂房。

灵西抬着头，右手颤颤巍巍地向上指着。顺着她手指的方向望去，只见四只硕大的机械蜘蛛趴在暗红色的天花板上。每只蜘蛛都是由钢筋骨架制成的，一对铜铃般的大眼睛幽幽地放着绿光。胸前心脏部位镶嵌着宝石状的物质，进射出的红光形成射线，扫视着四周。这四只大蜘蛛环绕着一扇悬空的金属大门，好像守卫一般警戒地俯仰环顾。此时，由于灵西的尖叫和手势，四只机械蜘蛛全部被吸引而转向她，身体前倾着仿佛要从天花板上俯冲下来一般，而墨绿的眼睛发出八道寒光，照亮了灵西的面庞。

"自己人，自己人！"格拉斯面露惊色，一把将灵西拽到了身后，

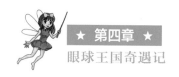

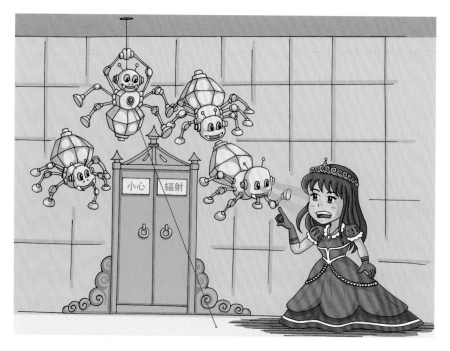

"你们继续巡视吧！"

　　蜘蛛守卫们见状收回了前驱的身体，目光也从灵西身上移开，继续向周围扫视。

　　"灵西，不要再向上看啦！"格拉斯故作镇定，但声音中明显带着抱怨与紧张，"这个精细车间这么多员工，肯定需要一些严酷的监工啦！"

　　"哦，哦……"灵西嘴唇颤抖着，好像还没有缓过神来。

　　"可是上面那扇门里是什么啊？"但那扇金属大门仿佛有魔力一般吸引着灵西继续发问。

　　"什……什么门？"格拉斯不耐烦地拉着灵西向前疾走，"只有四个机械蜘蛛守卫啊。我让他们在房顶上警戒，就是为了高瞻远瞩，底下

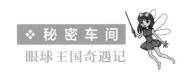

有那么多蜘蛛工程师，触角更是又细又长，不站得高点儿，要是有谁偷懒，可是很难发现的。"

"可是我看见了，就是他们中间的那扇金属门，上面写着还画着小心辐射的标志呢！"灵西并没有理会格拉斯的解释，重复着自己的问题。

"哦……那个小心辐射的标志你也认识啊？"格拉斯推推眼镜，生硬地转移着话题，"小小年纪，懂得还真多嘛！"

"恩，上次我感冒了，在爷爷的医院拍胸片那个地方的门口就有写啊！"灵西好像忘掉了刚才的恐怖场景，骄傲地说。

"哦，你的观察能力真的很强啊！"格拉斯拍拍灵西的头夸赞道。

"那个门里也是有机器的吗？照胸片？不会吧？"灵西忽然又穷追不舍起来，"爷爷说有那个标志的地方有放射线，是很危险的……"

"哎呀！你懂得真是不少啊……"格拉斯见瞒不过灵西，便重新解释起来，"那个房间是我们的秘密车间哦。"

"什么？还有比精细车间还秘密的车间？"灵西好奇地瞪大了眼睛，"里面生产的眼镜是不是比隐形眼镜还神奇？"

"对啊，不过还没有成型。那里是我们的研发基地，也是一个充满危险的实验室哦。每个商品在没有被市场认可之前，都可能带有隐患，但同时也是带有无限升值的潜力的。哈哈！如果有一天研发成功，把它们之中任意一个投放到市场，可能又会引起一场抢购狂潮！更何况是同时推广两种！"格拉斯说到自己的产业，又滔滔不绝起来，"这么说吧，经商靠的是研究政策导向，研究发展方向，研究国王的想法……！"

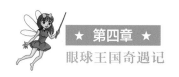

　　"又来了……"灵西无奈地摇了摇头，"那可以带我去看看秘密车间里的产品吗？"

　　"当然不行，我们的 OK 镜材料还在研发！万一你泄露了商机怎么办？还有 RGP 的制作工艺，可是绝密中的绝密！"格拉斯搓着手，表情窘迫，"你来这里是为了被包装一下，做好去见国王的准备的。你可不是来我这里当商业间谍的！明白？"

　　"明白！不过 OK 镜？我们那个世界也有这个东西。"灵西挤挤眼，开心地应和着。

　　"OK 镜？你怎么知道秘密车间要生产 OK 镜材料的？"格拉斯生气地跺着脚大吼道。

　　"你……你刚才自己说的……"灵西低声回答，不敢看格拉斯暴怒的眼神，"就是硬的隐形眼镜吧？我在爷爷的屋里见过，还有一个小吸棒，爷爷不让我乱摸，但我还是偷偷摸过……"

　　"我说的？哦，好吧……年纪大了就是嘴快……硬的隐形眼镜？真稀奇……"格拉斯摸着下巴思索着，"都有那么软的隐形眼镜了，还生产硬的干什么？为了磨眼睛吗……"

　　"你都不知道硬的隐形眼镜是用来治疗近视眼的吗？"灵西惊讶地看着格拉斯，"不知道干什么你就研发啊？"

　　"哦，哦……"格拉斯拍了一下脑门，"我当然知道它是用来治疗近视的啦！只不过想试试看你知不知道。既然你都知道了，我就不给你解释了。"

　　"RGP 你可就不知道了吧？"格拉斯试探着灵西的反应，见没有得

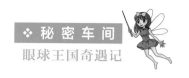

到回应，便若无其事地笑起来，"哈哈，这只是个商标名称，我想的，洋气吧？"

"这商标是什么含义？感觉好像很深奥！"灵西歪着脑袋若有所思。

"没什么含义……"格拉斯仿佛成功地转移了话题，"就是觉得好听而已！"

"那你带我去秘密车间看看吧？我好想知道那个硬硬的小镜片是怎么生产出来的？"但灵西依旧执着，拉着格拉斯的衣角，不停恳求着，"感觉一定比精细车间的操作还精密！"

"我们说的根本不是一种东西……秘密车间里的东西怎么可能给她看呢……这个孩子怎么这么难对付，说了这么多都没有岔开话题……"格拉斯窃窃私语着，"没想到他们国家也有叫OK镜的东西，还硬硬的隐形眼镜，真是可笑死了！"

"您在嘀咕什么呢？格拉斯？"灵西继续摇晃着格拉斯的衣角央求着，"让我去看看吧？就看一眼！"

"什么格拉斯，是格拉斯……大人！"格拉斯转脸怒目看着灵西，"不是我不带你去看，你不是害怕蜘蛛吗？秘密车间的工人都是比门口当守卫那四个还可怕一百倍的机械蜘蛛。"

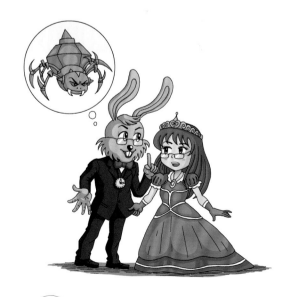

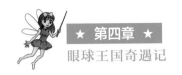
"大一百倍，丑一百倍，凶狠……一百倍！"格拉斯语速明显加快，张牙舞爪地比划着，"四只你都吓成这样，一百只你还不吓死了……！"

"哦……哦……格拉斯大人……"灵西显然被格拉斯的描述震住了。

"咱们快走吧，还有好多事情需要准备呢！"格拉斯不由分说，趁势拉住灵西快走了两步，生怕她再提出上去看的要求。

灵西也瞬间打消了去秘密车间的想法，跟着格拉斯快步逃离了暗黑的精细车间。

知识宝库十：
RGP、OK 镜疑云——硬性隐形眼镜的佩戴注意事项

秘密车间到底在生产什么新奇可怕的材料，看来格拉斯是不想告诉灵西了。但灵西口中的 OK 镜显然和秘密车间生产的不是同一种产品，那格拉斯口中的 RGP 呢？仅仅是一个商标，还是另藏玄机？在现实生活中，我们也偶尔听到 RGP 和 OK 镜这些名词，它们究竟是怎样的产品，又有什么作用呢，让我们一起来了解一下吧。

★ 什么是 RGP？

RGP 的英文全称为 rigidgas-permeable contact lens，即高透氧性硬性角膜接触镜。它由质地较硬的疏水材料制成，是将硅和氟引入聚甲基丙烯酸甲酯（PMMA）中获得的，具有良好的氧通透性、生物相容性、抗异物黏附性。RGP 设计与软性角膜接触镜的设计相同，但材料不同，RGP 的弧度包括边弧和基弧，边弧设计的好坏直接关系到患者的舒适

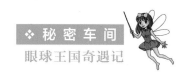

度。边弧设计较圆滑，有利于眼睑带动 RGP 的上下移动，减少异物感。基弧的大小是根据患者的角膜曲率的大小而定的。比起软性隐形眼镜，其透气性能及加工精度均明显提高。RGP 自 20 世纪 60 年代开始应用，到现在已有很大发展，目前的 RGP 具有透氧性好、光学特性优越、抗蛋白沉淀、参数稳定、护理方便、光学成像佳、使用寿命长、适应后舒适度好的优点，而且由于硬镜和角膜之间有一层"泪液镜"，其矫正散光效果好。随着验配技术和社会经济水平的提高，RGP 镜片正在被越来越多的临床医生及患者所接受。特别是对于高度近视及散光患者，RGP 为目前能达到最佳视觉矫正效果的理想选择。

★ 什么是 OK 镜?

所谓 OK 镜，只是发音与 OK 相同，其实它的英文全称是 overnight orthokeratology（过夜的角膜曲率矫正术）。其本质为硬性透气性接触镜。OK 镜（orthokeratology）与 RGP 都属于硬性角膜接触镜，都是由同一种硬性高透氧的隐形眼镜材料制成，但由于两者的设计和加工工艺的不同，使两者的适用范围及矫正效果有所不同。OK 镜（即角膜矫正接触镜）是一种特制的 RGP 硬性角膜接触镜，是通过压力增加近视眼患者的角膜曲率，减少角膜屈光度，从而达到塑形角膜，提高视力，降低屈光度的目的，亦称"角膜塑形术"。

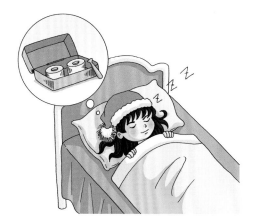

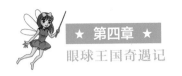

硬性透气性接触镜可以用来作为非手术、可逆的减轻屈光不正的方法，来治疗角膜散光小于1.5D的轻度至中度近视眼。改变角膜形状的技术也称为角膜屈光疗法（corneal refractive therapy，CRT），或角膜曲率矫正术。

★ 硬性隐形眼镜如何治疗近视？

如前所述，角膜曲率矫正术，即佩戴硬性隐形眼镜，是指应用连续变平的PMMA硬性接触镜来压平角膜，以此来减少近视性屈光不正及散光。当患者施行角膜曲率矫正术后停戴接触镜时，他们的角膜趋向于恢复到它们最初的形状。所以这种治疗是可逆的。而既往根据眼部生物力学或生物统计学参数，来预测角膜曲率矫正术效果的实验并没有成功。因此，角膜曲率矫正术的作用是不能预测和难于控制的。

20世纪90年代，应用高透气性硬性接触镜来暂时地改变角膜形状的技术又重新兴起。RGP进入中国医疗机构的时间不长，日产RGP是在1995年才进入中国，加之需要较高的验配技术，故未得到普及和推广。据统计，中国佩戴隐形眼镜的人口约500万人，RGP仅占5%~10%。近几年由于验配技术的提高和眼镜技术的国产化及成本的降低，RGP已在我国的一些大城市得到推广，但仍没有大范围的普及。

而OK镜白天不需佩戴，仅需要在睡觉时戴在角膜前部。它利用镜片中央比角膜小的弧度和镜片周边部大的弧度固定角膜，并增加对角膜中央部的压力，逐步使角膜变平。由于夜晚镜片的作用改变了角膜形状，使近视得到一定的控制，被誉为"睡觉就能控制近视的技术"。

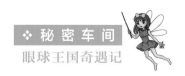
★ 什么情况可以佩戴 RGP？

RGP 需要根据不同患者的屈光度、角膜曲率等数据进行定配，使患者获得良好的矫正效果、光学效果和舒适度。由于 RGP 材料的高透氧性，使得普通 RGP 适合大多数屈光不正患者，无年龄的限制。此外，下列特殊情况者亦可佩戴 RGP：

（1）希望利用 RGP 来控制近视不断加深的青少年近视患者；

（2）高度屈光不正者；

（3）需要镜片长戴（佩戴过夜）的患者；

（4）所有因佩戴软镜导致各种并发症而不适应再佩戴软镜者；

（5）2.5D 以上角膜散光患者可佩戴复曲面或双复曲面 RGP；

（6）圆锥角膜患者；

（7）远视患者可佩戴双焦点 RGP；

（8）因各种屈光性角膜手术、角膜移植术、角膜病而导致角膜不规则散光者；

（9）无晶体眼的屈光矫正。

★ 什么人可以佩戴 OK 镜？

从 OK 镜的设计原理看，它的适用范围有一定的限制，一般 OK 镜只适用于：

（1）近视度数不超过 –5.00D，近视散光 ≤1.50D，轴向基本水平位；

（2）角膜屈光度为 43.00~45.00D；

（3）矫正视力 >0.8；

（4）患者无明显眼病，角膜正常，年龄大于 7 岁的合作者；

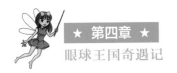

（5）已配角膜接触镜的患者，需停戴 2 个月以上；

（6）眼球轴向、角膜厚度及眼压等情况亦需参考。

由于 OK 镜正式用于临床的时间不长，愈后效果不稳定，需要关注的问题还很多，所以大多数的专业视光师和患者还持观望态度。

★ **怎样使用硬性隐形眼镜？**

使用 RGP 及 OK 镜时应注意：

（1）OK 镜只在睡觉时使用：当白天不戴这种接触镜后将会逆转为近视。

（2）接触镜必须每天或每两天使用，以便维持其作用。

（3）用于暂时地减少 –6.00D 以下的近视眼的度数（散光最大为 1.75D）。

（4）在佩戴几何形状可逆的接触镜 1~6 个月后，平均的未矫正视力的范围为 0.83（20/24）~1.05（20/19），屈光不正的度数为 +0.27~ –0.41D。

★ **使用硬性隐形眼镜有哪些并发症？**

硬性角膜接触镜的一大缺点在于患者必须有一个适应过程，一般 1~2 周左右，患者会有异物感，眼睛稍微干涩，但度过这段时间，感觉会越来越好。

OK 的并发症与佩戴 RGP 是相同的。包括：

（1）微生物性角膜炎：硬性接触镜透氧性不及软性隐形眼镜，所以发生角膜炎发生率相对更高。

（2）角膜色素环，但这是可逆的。

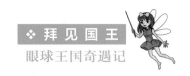
（3）患者可能也会注意到视觉质量的下降，特别是在低照明环境下，这是由于高阶像差（HOA）的增加而引起的。

其中与OK镜相关的最严重的并发症是微生物性角膜炎，于2001年首次报道。这些病例的大多数发生在亚洲，特别是中国是在一个相对较短的时期内报告的，当时对角膜曲率矫正术的管理相对有限。采用这种疗法后阿米巴角膜炎病例高发生率，可能与用自来水清洗OK镜片有关。目前，还没有足够的证据支持应用角膜曲率矫正术来预防儿童近视眼的进展，但每晚持续使用OK镜可在一定时间内稳定既有的近视度数。

❖ 拜见国王

"快出来看看我给你准备的随行大队吧！灵西公主！"格拉斯用力推开工厂的大门，敦促灵西检阅。

放眼望去，只见一驾驾装饰奢华的马车顺序排开，马蹄高扬直指前方；一车车精美绝伦的珠宝层叠堆砌，黄金细软美不胜收；一列列高大威猛的骑兵护卫左右，随从侍女嬉笑相迎。随行大队装备完善，整齐划一，在路上绵延排列，一眼望不到尽头。

"这都是要陪我去见国王的人么？"灵西张大嘴巴惊讶地说。

"没错，不只人，还有东西呢！现在看看有点公主的排场了吧？哈哈！我也是下了血本哦！"格拉斯挺直了腰杆大笑着。

"恩，那格拉斯大人不陪我去么？"灵西心中忐忑，真希望有个熟

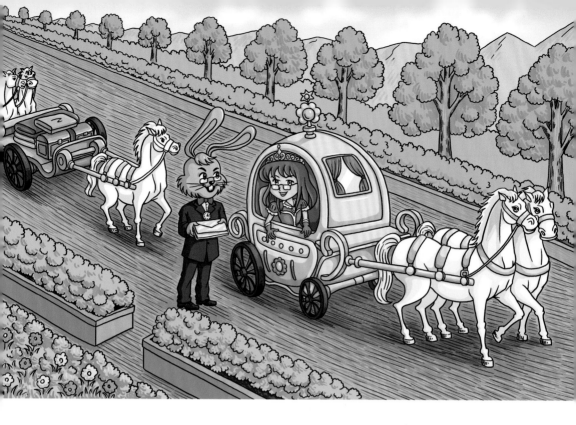

人陪同。

"我……我当然不能去了，我只是一个普普通通的商人，登不了大雅之堂……"格拉斯皱起眉头，摆摆手婉拒道。

"对了，给你这封参见信！"格拉斯猛然从怀中掏出一个金箔包装的信封，"把这封信呈递给国王，你的任务就完成了！这是最最重要的一件事！"

"那我把信交给国王就能回家了吗？"灵西关切地问道。

"这个嘛……只要国王采纳了我们的意见，你就可以回家啦~"格拉斯习惯性地推了下眼镜。

"好的，我保证完成任务！"灵西心中又燃起了回家的希望。

"准备出发吧！卫兵们！"格拉斯大喝一声，随行大队便喧闹起来。

格拉斯小心翼翼地把灵西扶上列队中央最宽敞奢华的马车，抚下粉

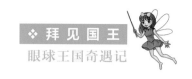

红色的帐幔，叮嘱道："灵西，一定要看管好参见信和贡品哦。我们的隐形眼镜！"

"好的，我会保管好的！"灵西透过水晶镶嵌的窗棂，向车外不停招手叮咛的格拉斯表着决心，"我肯定能完成任务的！"

"见到国王不要乱说话呀，灵西！"格拉斯目送着熙攘前行的车队，依旧不断喊着嘱咐的话，"车队慢一点，祝你们一路顺风！"

渐渐地，渐渐地，格拉斯的声音湮没于天际。灵西坐在飞驰向前的马车上，思绪万千，两旁的风景绮丽非凡，却也无暇顾及。艾瑞斯峡谷，维翠丝沼泽，考尼尔工厂……路过的每一处地标都在灵西的头脑中飞速旋转；河马智者，马吉特巫师，格拉斯富商……巧遇的每一个人物都在灵西的眼前游走徘徊；国王婚事，土地改革，回家之路……听说的每一件传闻都在灵西耳畔缭绕回响。不知不觉，恍恍惚惚，千头万绪，却没有一个终结。灵西幻想着成功劝诫国王后可以踏上欢乐的归家之路，嘴角扬起甜美的笑意。缓缓地，缓缓地，车队已停靠下来。

"恭迎公主大人驾到！"伴着一个庄重浑厚声音，十几门礼炮依次轰响。在炮声的映衬下，迎宾军乐响起。

灵西揉揉眼睛，从漫无边际的遐想中转过神来。撩开纱幔定睛一看，国王的城堡之下一片欢歌，全城的人仿佛都在迎接她的来访。

"场面好宏大啊！"灵西连连赞叹，却又紧张起来。如果被发现我是假冒的公主，后果一定会很严重。灵西想着不禁倒吸了一口凉气。

"公主大人，请下车吧！"灵西的马车刚停稳，便有侍卫单膝跪于车门侧翼服侍她下车。

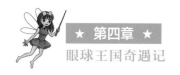

"好的，谢谢！"灵西忙学着欧洲电影里的动作，将手轻轻搭在了侍卫的前臂。那侍从将灵西小心翼翼地扶下马车，扬起头面带笑容。灵西看着他却惊讶得说不出话来。

原来招呼她的侍卫正是在维翠丝沼泽渡船的黑猫。只见他穿着还是那样笔挺利落，翻边长靴更加油亮，礼帽上的羽毛在阳光的照耀下熠熠生辉。但粗暴的态度却来了个一百八十度大转弯，变得如此和蔼恭亲。

"黑猫先生不会揭发我吧？"灵西看着眼前的"熟人"瞠目结舌，"应该不会，他在冲我笑呢！"

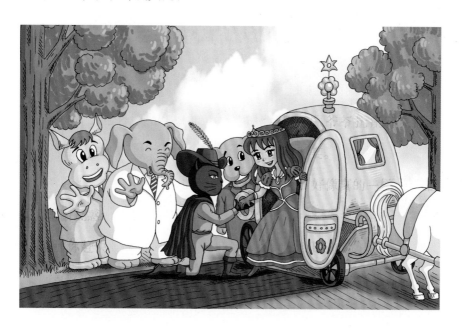

"唉，看来黑猫也是跟河马智者一伙的。也对，当时要不是河马智者给安排的，怎么会那么巧有人撑船送我过沼泽啊？"灵西皱皱眉头，想着自己像棋子一样任人摆布，却不知道计划的全部，"到底谁是自己人起码应该告诉我啊？这个国家就这么几个人啊，还演戏给国王

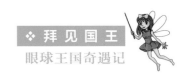

看……"灵西冲黑猫眨眨眼，好像是特务执行任务前的接头。但黑猫并没有理会，接着顿感无趣的灵西就被黑猫服侍着迈入了宫殿的厅堂。

只见威严宏伟的大殿陈设奢华，红色的地毯铺于殿堂中央步道，汉白玉的立柱画凤雕龙，数不胜数的水晶吊灯映衬出宝殿的金碧辉煌。两旁的卫兵一字排开，笔直矗立，手握着宝剑发出刺骨的寒光。尽头的宝座高高在上，纯金镂空气派豪华。国王面容严肃，正襟危坐，全场气氛凝重，肃穆庄严。

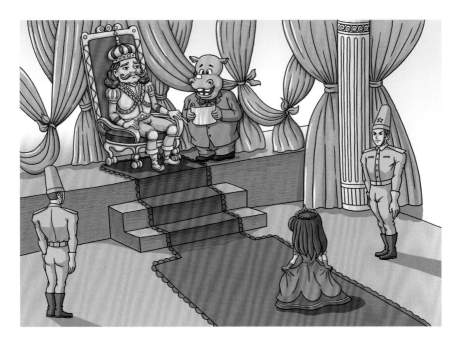

"嗯……"灵西被现场庄重的气势所震慑，不知如何是好，立在红毯之上竟踟蹰不前。

"公主殿下，欢迎您来到我们眼球王国，本次亲自来访，不知有何公干？"正纠结着如何开口之时，突然耳畔传来了熟悉的声响。灵西仔

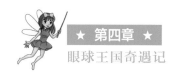

细一看，河马智者正立于国王身侧发话。

"难道河马智者是国王身边的……大宦官？"灵西胡思乱想着不禁露出笑意，胸中念念，"河马智者亲自来了，太好了！有熟人在，也就不那么紧张了。"

"嗯嗯，本公主为贵国的提亲，回礼而来。"灵西耸耸肩，回忆着格拉斯临行前的嘱托，一字不差地复述着，"作为眼镜王国女王唯一的妹妹，本人亲自递送参见信并呈上回礼，以缔结婚约！望国王笑纳！"

"好，好，好！"国王拍打着宝座，喜笑颜开，"贵国真是太客气了！不是一直不同意这桩婚事吗，怎么突然又……"

"殿下，我们先聆听参见信吧！"未等国王说完，河马智者便打断了他的问话，"侍者，把信呈上来！"说罢，侍者便恭恭敬敬地将灵西手中的金箔信封呈递到河马智者手中。

"好！请诵读吧！"国王不耐烦地摆摆手，招呼着河马智者，好像对于格拉斯所说的最重要之事毫不在意。

国王这般旁若无物的举动，不禁令灵西紧张起来，此刻她脑海中不停思索着"国王会听从信中的劝诫吗？我真的能顺利回家吗？"

正想着，河马智者便提高音量，朗读起来："听闻贵国近年自然环境恶化。金光大道不断缩短，麦克乐城堡已遭废弃，果冻湖腐败液化，与我眼镜王国境况十分相似，心中万分紧张！尤其得知国王欲开刀改扩于考尼尔地区，兴建土木工程，以解此刻燃眉之急。私下认为万万不可，如此冒进，若失败，则无力回天。特建议国王摒弃考尼尔塑形工程，采用保守方法，大力推进眼镜制造业的发展，通过全民佩戴镜片，

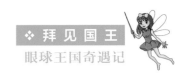

达到视物清晰，以期与自然变化和谐。如若照此行之，便解本人心中之忧，则婚约缔结指日可待。特奉上眼镜国全新科技产品——隐形眼镜一副，为信！"

"好了！"国王瞪圆眼睛，大喝一声，"这婚约不还是有附加条件的吗？之前就是女王要求大兴土木，扩张国土。现在倒好，建得差不多了，又要求停工！真是善变啊！"

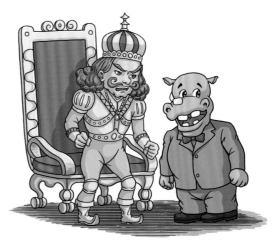

"殿下息怒……息怒啊！"河马智者赶忙合上参见信，跨步上前劝导道，"要我们停工还不好，咱们省下人力物力，还可迎娶眼镜女王，岂不因势利导，两全其美！"

"虽说如此，但贵国出尔反尔也真是令人气愤！"国王吹吹胡子，平缓了口气，目光直视着灵西问道，"公主阁下，这次你们是不会再改了吧？上次说在考尼尔的透明区切一刀，就能让金光大道的光重新照到麦克乐城堡，让眼球王国恢复正常，现在工程框架都搭好了，又改变计划……未免不太合适吧？这人力物力财力，我们可是已经付出了呀……"

"殿下，信中提到的贡品——隐形眼镜您何不欣赏一下！"河马智者见国王滔滔不绝。灵西面露窘色，难以招架，马上转移起话题，将装

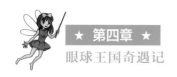

着隐形眼镜的盒子，呈送至国王面前。

"国王说什么工程能让金光大道的光重新照到麦克乐城堡？"灵西一脸疑惑，却未敢言语，"如果是这样，不就可以回家了吗？"

知识宝库十一：
考尼尔透明区工程——角膜屈光手术

国王口中的考尼尔区工程，似乎可以让金光大道的光重新照到麦克乐城堡，那么灵西回家的唯一途径可能就会重新开启，但是这是怎样的工程，又会触动怎样的结局呢？让我们一起学习一下。

其实，眼球王国的考尼尔区域，就相当于我们眼睛的角膜。如此说来，通过角膜屈光手术，是否也可矫正近视状态呢？那么，首先回忆并学习一下。

★ 矫治近视有哪些方法？

近视状态可以通过以下方法矫正：

1. 非手术治疗

（1）佩戴框架眼镜：目前矫正近视最传统、最安全的方法，原则是选用使患者获得正常视力的最低度数凹镜片。合并外斜视者应全部矫正。

（2）佩戴软性角膜接触镜：即隐形眼镜。置于角膜前表面，所用屈光度比框架眼镜低，其优点为对物像的放大率影响较小，不影响视野，不影响外观，尤其适用于高度近视、屈光参差及某些特定职业需要者。

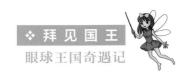

但存在佩戴不适，有角膜、结膜刺激症状，过敏性结膜炎，严重的角膜感染，干眼症等。佩戴时应注意清洁及卫生，避免划伤角膜，佩戴不可过夜，连续佩戴不超过 8 小时。

（3）佩戴 RGP：即硬性透氧性角膜接触镜。RGP 所含的硅、氟等聚合物，能够大大增加氧气的通过量。与软性隐形眼镜相比，既提高了透氧性，又保证材料的牢固性，并且具有良好的湿润性和抗沉淀性。它对青少年真性近视和圆锥角膜的控制、矫正治疗效果经受了国内外眼科专家多年的临床验证，并得到了肯定。但患者必须有一个适应过程，一般 1~2 周左右，患者会有异物感，眼睛稍微干涩，但度过这段时间，感觉会越来越好。

（4）角膜塑形镜（orthokeratology，OK contact lens）：应用非球面逆转技术而特殊设计的透氧硬性角膜接触镜，通过压迫角膜中央视区，使角膜中央曲率变小，从而使角膜屈光力降低，起到矫正近视的作用。但无防止近视发展的作用，一旦停戴，迅即回退。因其佩戴时间为夜间，如使用不当，可发生细菌性、真菌性及阿米巴角膜溃疡等严重并发症，因此使用时应严格掌握适应证和使用规则。

2. 手术治疗

（1）角膜屈光手术。

（2）眼内屈光手术。

（3）眼底检查发现视网膜格子样变性、视网膜裂孔的患者，应接受预防性视网膜光凝术，以免引起视网膜脱离。

其中，角膜屈光手术是近年来最常见的治疗近视行之有效的手术方

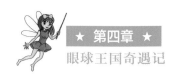

法。屈光不正主要是由于眼球前后径过长、过短，或者由于角膜和晶状体的屈光力过强或过弱所致，使从远处来的平行光线进入眼内经过屈光介质聚焦后的焦点，位于视网膜之前、之后或形成多个焦点。

眼球的总屈光力是 +58.64D，而角膜的屈光力是 +43.05D，占总屈光力的 70%，其中角膜前表面的屈光力是 +48.83D，后表面的屈光力是 –5.88D，由此可见，眼球的屈光力主要决定于角膜，而角膜的屈光力主要决定于其前表面，因此改变角膜前表面的弯曲半径可以有效地矫正眼球的屈光状态。

随着人们对生活质量及外观要求的不断提升，角膜屈光手术的需求量也逐年递增。但是，并非所有人都适合屈光手术。

★ 多大年龄的人适合做角膜屈光手术？

通过角膜屈光手术矫正近视必须在 18 岁以后才可以施行。青少年处于眼球发育未完善阶段，不宜采用此方法矫正近视。

★ 哪些人适合角膜屈光手术？

（1）年龄 18 周岁以上；

（2）近两年屈光度稳定；

（3）眼部检查无 LASIK 手术禁忌证（如角膜炎、青光眼、虹膜炎、眼底出血、视网膜脱离等）；

（4）无糖尿病，免疫性、胶原性等全身性疾病，非瘢痕体质；

（5）近视屈光度最好在 2000 度以下；

（6）角膜不能太薄；

（7）病人本人有摘眼镜的要求。

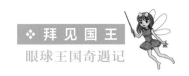

（8）戴用隐形眼镜的患者应停戴3天至2周。

★ 哪些人不能做角膜屈光手术？

（1）眼部有活动性感染或炎症性病变。

（2）眼睑异常如睑裂闭合不全、睑内翻等。

（3）严重干眼症、青光眼、严重眼底病史。

（4）圆锥角膜（包括临床前期）。

（5）精神病患者；心理障碍，性格偏执，对手术效果要求过高的患者。

（6）胶原病、自身免疫性疾病及免疫缺陷、严重的糖尿病等。

★ 角膜屈光手术原理是什么？

目前最广泛用于治疗屈光不正的手术方法是准分子激光角膜屈光手术。手术常用氩氟混合气体（ArF）产生的波长为193nm紫外光波矫正屈光不正，其原理是通过准分子激光光脉冲准确地击中细胞的分子键，每脉冲切削大约0.2微米的深度，角膜中央部分被削薄，可以得到凹透镜的效果（治疗近视）；周边部被削薄，中央保留，可以得到凸透镜的效果（治疗远视）；椭圆形的切削可以治疗散光。

★ 角膜屈光手术的基本检查项目有哪些？

（1）视力检查：包括远近视力。

（2）眼前节检查：除外眼球其他病变，尤其注意角膜和晶状体。

（3）眼后节检查：直接检眼镜主要检查眼后极部，注意视盘颜色，杯盘比，边缘有否萎缩弧，黄斑区中心反光，有否萎缩、出血、新生血管。

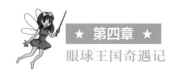

间接检眼镜检查，主要检查近视眼周边视网膜的情况，如果发现有视网膜裂孔、格子样变性、牵拉变性、视网膜突等病变，应在术前进行视网膜光凝术。

（4）眼压的测定：要除外眼球壁硬度的影响，可采用压平眼压计（Goldmann，Perkins）或非接触式压平眼压计测定，如用压陷眼压计（Schiotz）测量，必须用双砝码法测定。

术后眼压的评估：角膜屈光手术后，角膜形态改变和角膜变薄可影响眼压计的读数值。无论压平眼压计，还是非接触式压平眼压计，所测出的眼压值都明显低于术前，前者降低 2~4mmHg，后者为 6~7mmHg。

（5）屈光状态的检查：是屈光手术前最重要的检查，是决定手术量的重要依据，包括散瞳验光及显然验光。

（6）角膜厚度的测量：最常用的是 15~20MHz 超声测厚仪，通过探头可以测量角膜上任何一点的厚度，同一点多次反复测量而取其有效平均值。对于近视的矫正，角膜中心和旁中心厚度的测量最重要；而对于远视的矫正，应加测角膜周边的厚度。Orbscan-Ⅱ角膜形态检查系统也可测量角膜厚度，并包括角膜上任一点的数值，但测量结果与超声测厚仪有差异，需进行校正，且其可重复性与精确性尚不如超声角膜测厚仪。角膜厚度的测定，不但可以预测术后的效果，还可以解释术前检查中高眼压的现象（角膜越厚，则测量的眼压相对较高）。

（7）角膜屈光力的测定：可用角膜曲率计和角膜地形图。

（8）泪液分泌试验：即 Schirmer 试验测定基础分泌，在暗房中，先滴用表面麻醉剂于结膜囊中，30 秒钟后放置滤纸，5 分钟后测定滤纸湿

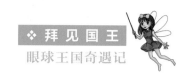

润的长度，正常为 5mm。也可同时检查泪膜破裂时间（BUT）及泪液镜，以评估泪液功能及泪膜稳定性。

★ 角膜屈光手术的特殊检查项目有哪些?

（1）前表面角膜地形图检查：术前角膜地形图的检查有助于筛选早期圆锥角膜，并对于手术方案的设计与确定、手术结果的预测及手术的成功均具有重要的参考价值。术后角膜的形态发生了一定的改变，角膜地形图有助于评价手术效果（包括切削后角膜屈光的均匀性、切削后中心的位置、切削区域的大小及切削量），也对于术后创面愈合、屈光回退的动态观察有重要意义。

（2）ORBSCAN-Ⅱ检查系统：以扫描光全方位弥漫性后散射为测量原理，并结合了 Placido 盘角膜地形图，全面反映角膜前表面、后表面、虹膜前表面、瞳孔区晶状体前表面的三维图像数千个分析点。与传统的角膜地形图相比，能更好地描述角膜包括前、后表面的光学特征，能显示全角膜厚度，能更准确地反映早期圆锥角膜，能显示角膜后表面膨隆和角膜后圆锥。术后动态观察有助于分析术后屈光状态的稳定性及屈光回退的原因、角膜后表面膨隆及医源性圆锥角膜的形成。

（3）视觉对比敏感度：有助于正确评价屈光手术后的效果。准分子激光手术后短期内均有不同程度的对比敏感度的下降，大多数患者在术后 3 个月内有一定程度的恢复，一般可在术后 3~6 个月左右恢复术前水平，甚至超过术前水平。

（4）眩光检查：眩光包括不适眩光与失能眩光。本检查有助于正确评价屈光手术后的效果。

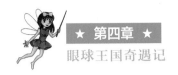
（5）波阵面（波前）像差测量：此检查有助于更加全面评估视觉质量，并可应用于引导准分子激光屈光手术进行个体化切削，有助于减少术后眩光、夜间视力差等并发症。

（6）角膜内皮细胞的检查：一般术前、术后角膜内皮细胞的计数不会发生明显改变。

（7）眼球的超声生物测量：可以判断屈光不正的性质和程度，术后可用于区分是发展性近视还是回退现象。

★ 角膜屈光手术是如何分类的？

准分子激光角膜屈光手术可分为两大类：准分子激光角膜表面切削术（PRK）和准分子激光原位角膜磨镶术（LASIK）。

（1）准分子激光屈光性角膜表面切削术（photorefractive keratectomy，PRK）：是最先开展的准分子激光角膜屈光手术方式，机械刮除角膜中央 8.5~9.0mm 区域的上皮，然后切削角膜前弹力层和部分角膜基质。目前仅对于部分低度数的患者可考虑选择。操作简单、安全、可预测性强，除眼部疼痛及部分患者角膜上皮下雾状混浊（haze）、激素性高眼压、屈光回退、眩光、术后中央岛。度数越高，角膜混浊（haze）的发生率越高。

（2）准分子激光原位角膜磨镶术（laser in situ keratomileusis，LASIK）：LASIK 手术先在角膜上用特制的显微角膜板层刀（microkeratome）制作一个带蒂的角膜瓣，掀开后在暴露的角膜基质床上进行准分子激光切削。由于手术不破坏角膜上皮及前弹力层，可以避免或减少 PRK 术后的一些并发症，如角膜混浊、屈光回退等，手术后无明显的眼部不适、

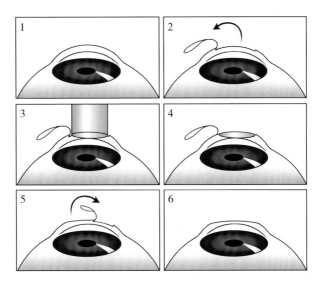

视力恢复快、术后用药时间短，因此目前已经成为屈光矫治手术中开展最多、应用最为广泛的一种手术方式。

术后常见并发症有角膜瓣移位或丢失，角膜瓣皱褶，角膜瓣下异物残留，弥漫性层间角膜炎，感染性角膜炎，角膜瓣下上皮植入，角膜瘢痕，干眼症，LASIK 所致的神经营养性上皮病变，屈光回退，过矫及欠矫，不规则散光，眩光及光晕，视网膜并发症。

飞秒激光（Intralase）是近年发展起来的激光制作角膜瓣的手术方法，可以精确设定角膜瓣厚度、直径及蒂的大小；可以避免板层刀的金属屑残留、负压环松脱所致角膜瓣制作不良等缺点。但仪器费用昂贵，而且瞬间眼压很高，对眼底的影响还有待进一步观察。

既然角膜屈光手术可以有效地矫正近视，那么兴建考尼尔工程不正是恢复眼球王国原貌的最佳方法吗？为何河马智者、马吉特巫师和格拉斯富商不惜欺骗国王，也要阻止工程进行呢？下面就来解惑。

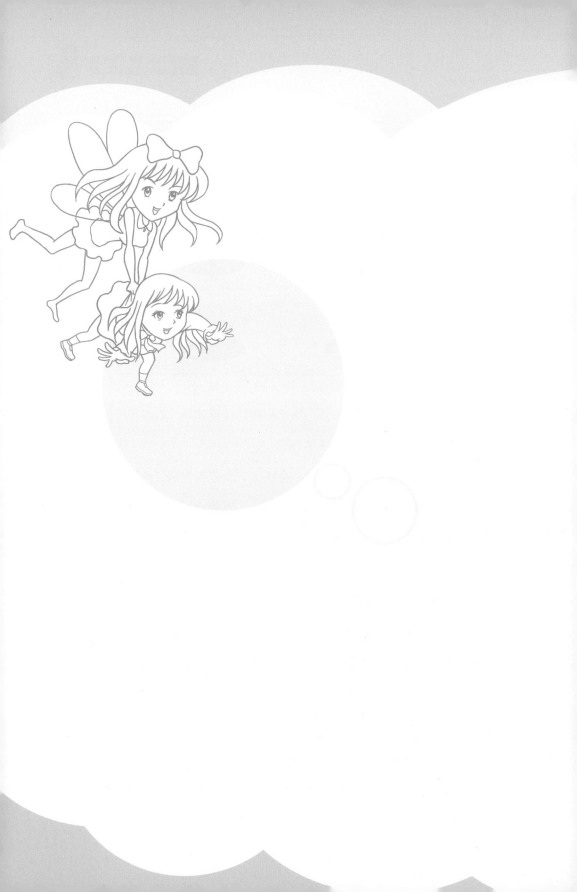

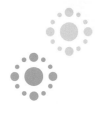

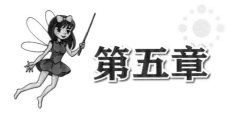

"那个考尼尔工程……真的可以让金光照到麦克乐城堡么？"灵西思索着国王的话，喃喃道。

"可以，当然可以啦！"国王端详着手中精致的隐形眼镜，张口便回答了灵西的问题，"这个工程已经测算过很多次了，完全可以将光线折射到麦克乐城堡去！除了预算有点高……成功率可是高达99%！"

"那1%的失败原因会是什么啊？"灵西赶紧接过话题，抢着提问。

"那个嘛……就是我不批准这个工程呗！哈哈！"国王戏谑地解释着，"其实只要开了工，保证能让金光照到麦克乐城堡去！"

"那怎么就不试试了呢？"听到如此高的成功率，灵西顿时重燃了回家的希望，一瞬间就把格拉斯临行前的嘱托抛到了九霄云外，"我觉得您应该兴建考尼尔工程！尽快恢复麦克乐城堡的传送功能！"

"什么？你刚才说什么！"国王突然暴怒，眉眼挤在一起，拍案而起，"你们眼镜国这主意变得也太快了！刚刚还不惜悔婚极力反对兴建

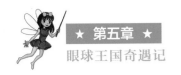

考尼尔工程，怎么一转眼就……就……真是……"

"国王息怒……息怒啊！"河马智者立刻终止了国王与灵西的对话，不停使着眼色叫灵西住口。

"可是，国王大人……我想知道不建考尼尔工程的原因？"灵西仍不甘心，不顾河马智者的阻拦，继续追问着。回家的迫切心情让她勇气倍增。

"公主殿下来我眼球王国的使命是送参见信，您自己的意见就……不要过多地表达了！"河马智者见灵西还在纠缠不休，便厉声喝道。

"不要对公主殿下无礼！"与暴怒的河马智者相比，国王的心情似乎平复了一些，"虽然我也很生气贵国善变的作风，不过道理确实是要讲清楚的！"

"难道国王您不想让眼球王国恢复原状吗？"灵西壮着胆子上前几步，急切地问道。

"哼哼！当初可是你们眼镜国要求扩张领土，我们的金光才照不到麦克乐城堡的，现在又假惺惺地希望恢复原状！"国王言辞激烈，整个人都激动起来，"增加那点儿土地有什么用！我的金光大道，我的果冻湖，我的麦克乐城堡全都化为乌有了，你又来说希望它们能恢复原状……？"

"我当然希望恢复原状了，虽然没见过原来的景色，但眼球王国的人民都是希望恢复原有的金光大道、果冻湖，还有最重要的麦克乐城堡传送点的！"灵西并没有被国王的呵斥吓倒，马上把在眼球王国的见闻抖了出来，针尖对麦芒地与国王对峙。

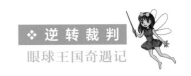

"眼球王国人民的想法……公主殿下怎么会知道？你怎么能有机会和我的人民闲谈？"国王皱起眉头，怒目盯着灵西，"还有麦克乐城堡的传送点……只有外面世界来的贵客知道那个传送点，连你姐姐眼镜女王都不清楚的事，你是从哪听说的？"

"我……我……河马智者……"灵西这时已被国王一连串的怒斥吓得魂飞魄散，只得向一旁的河马智者求助。

"河马智者？你们认识吗？"国王拍案而起，猛然转过头怒目看着愣在一旁的河马智者。

"大胆！我看你根本不是眼镜国的公主，分明是搅乱国王婚事的骗子！"没等国王大发雷霆，河马智者调整情绪先行一步，指着灵西的鼻子厉声喝道，"听过我的大名就表现得像认识很久的老朋友一样，这都是骗子的惯用伎俩！说，你是从哪来的！"

"我……国王，是他们让我……"灵西又惊又怕，不知所措，真想把实情和盘托出。

"什么他们，看来你还真是个骗子！得好好审讯一番！"河马智者没等灵西说完，就快步上前捂住了她的嘴，"卫兵，快把这个骗子押下去！"

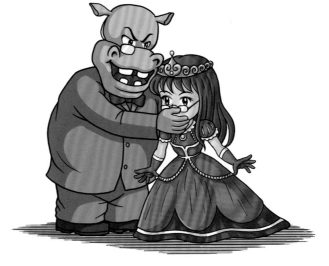

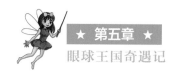

灵西被紧紧捂住口鼻，顿感一阵眩晕，恍惚中感觉自己已被高大的士兵架住双臂拖行而去。

"住手！"就在此时，殿堂大门处突然传来清脆而高亢的一声，"国王殿下请息怒！她就是我的妹妹！"

"妹妹……？"紧扣着灵西的卫兵松开了双手，灵西瞬间瘫坐在地，只听见冥冥中有人唤她作"妹妹"。

知识宝库十二：
眼球王国突变的真相——近视的预防

灵西与眼球王国国王的会面真是惊心动魄，但直到最后，大家还是一头雾水。国王到底想不想恢复眼球王国的原貌？到底要不要兴建考尼尔工程？河马智者为何突然将灵西置于死地？以及最后出手相救灵西之人的身份？一切的疑惑都源于眼球王国环境的骤变。在这进退维谷的窘境下，追溯成因，无疑是最佳选择。那么，在我们的眼球变成近视，出现众多相关并发症之前，明确不良生活习惯带来的恶劣影响，并加以避免，也显得至关重要。

★ 加速近视发展的社会因素和不良用眼习惯有哪些？

青少年近视眼患病率高的原因，除与这一年龄阶段眼的生理特点有关外，与不良的用眼习惯也有密切的关系。研究发现，造成近视眼的不良用眼习惯主要有以下几个方面：

（1）长时间近距离用眼：有很多同学在得到一本书后，往往捧着书

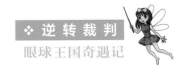

不放，想一口气读完，连续几小时不休息。目前中小学生的作业负担普遍较重，尤其在一些重要考试前夕，除白天上学外，晚上还要连续学习几小时，连星期天都在不停地看书写字中度过。有

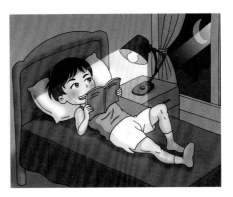

些同学则沉迷于手机或电脑游戏，在荧屏强光的闪烁下，一玩就是半天或一整天，这样过长时间地连续近距离用眼，致使眼睛始终处于高度调节状态，很容易发生近视眼，同时也影响身体的生长发育。

（2）**阅读姿势不正确**：青少年眼的调节力强，眼睛离书本即使很近，也能看清。眼睛的这种生理特点，可促使青少年养成过近距离用眼的不良习惯，在读书时往往不知不觉使头部靠近书本。许多同学的读写姿势也不端正，经常扭着身子，歪着头，不仅距离远，而且眼与读写的

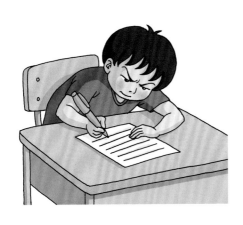

视线角度也不正。有的身体坐正了，但写字时本子放得不正，斜着写字；有的在握笔杆时距离笔尖过近，或笔杆与本子的角度不对，手部分遮挡了视线，这样都会使眼睛过度调节，促使近视形成。

（3）**用眼环境不良**：躺着看书，在晃动的车厢里或走路时看书，在强光或弱光下看书，这些习惯都使得眼睛处于不良的阅读环境下，为

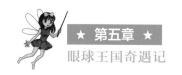

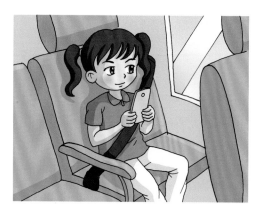

看清字而过度调节，容易诱发近视。

（4）观看电视、使用电脑方法不正确：随着电视机、电脑的家庭普及，"电视性近视"、"电脑性眼病"应运而生。观看电视时间过长，有的同学为了喜欢看的节目，往往会连续看2~3小时之久；观看距离过近，或者电视机位置过高或过低，电视机屏幕光影闪烁，忽明忽暗，再加上与室内光线反差太大，这些因素都会使眼睛疲劳，促使近视的发生。

（5）配眼镜太随意：之前的段落中已经阐述了验光配镜的重要性。特别是青少年在配眼镜时应该到正规医院进行标准化的散瞳验光。有些同学或家长为了节省学习或娱乐的时间，随便找一家眼镜店配眼镜，未进行相对烦琐的散瞳步骤，这会导致验光结果不准确，度数不标准，质量不过关。这样的眼镜佩戴后，眼睛容易疲劳，度数也容易增加，无法达到控制近视发展的作用。

（6）图书纸张、印刷过于精美：越来越精美的印刷、越来越讲究的纸张，使儿童书籍越来越具有观赏性了。不过，这些精美的图书也有

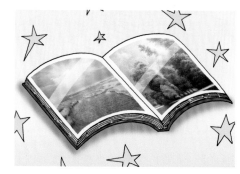

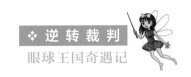

可能伤害到孩子的眼睛呢。铜版纸反光太强，晚上感觉尤其明显，亮亮的直晃眼睛。这种晃眼的光医学上叫眩光，它使得你要看的东西更不清楚，眼睛更容易疲劳，如果长时间观看，特别是在不良的光线环境下阅读，也可能是造成近视的原因。

（7）**户外运动时间短**：现在的生活空间太狭小，青少年大多数时候都在室内活动，近距离用眼的时候很多，而孩子的眼睛适应性是很强的，它会自己调节去适应这个近距离。而且，在屋里的时候多了，看电视、玩电脑的机会也就增多了，如果再不注意距离、姿势，很容易让眼睛过度疲劳。

（8）**遗传**：近视眼是一类和遗传有关的眼病。有关近视眼遗传问题的研究开始得很早，说法也很多。如隐性遗传、多基因遗传等；低度近视眼为多基因遗传，高度近视眼为单基因遗传；单纯性近视眼及少数病理性近视眼为常染色体显性遗传，大多数病理性近视眼为隐性遗传。通过研究发现：

1）屈光不正是可以遗传的；

2）遗传特性的传递由多基因决定；

3）低度和高度屈光不正的遗传性不同；

4）眼屈光性质主要由遗传而不是由环境因素决定；

5）不同种类的屈光有不同的遗传类型；

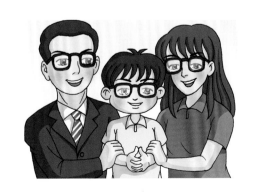

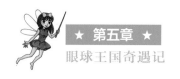
6）父母近视眼史与孩子屈光不正的相关性大于儿童近距离工作与其屈光不正的相关性。问题在于孩子在继承了眼球大小和形状等遗传因素的同时可能也沿袭了父母的不良用眼习惯。

★ 如何预防近视？

（1）增加**户外活动**：青少年户外活动平均每天应至少保持3个小时，这样可以防控近视、减轻近视加深。孩子近视，并非是视力调节减弱，而是调节迟缓，就是比正常人慢半拍，这个时候要做的是调动孩子自主调节的机能，提高调节速度。打乒乓球、放风筝都是很好的预防方法，可以让眼睛不断地看近、看远，锻炼调节能力。青少年儿童想调节眼肌，预防近视形成，首选的运动项目是放风筝。近视眼的产生与过多视近、长时间用眼，从而引起眼睛睫状肌紧张密不可分，而放风筝则能让孩子们将视线延伸转移至高远处，自然调节眼肌，帮助其放松休息。

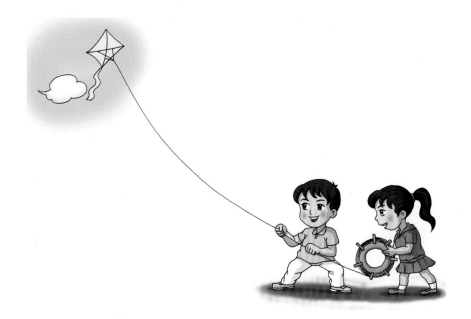

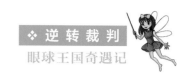

在郊区踏青、放风筝，是一举两得的事，第一望远可预防近视，第二望绿对于预防近视也很有好处。人的眼睛最怕紫外线，白光、红光对眼睛也有较强刺激，室内灯光，特别是电脑、游戏机、电视荧屏对视网膜均可能产生损害。但大自然的绿色却刚好相反，不会对人的眼睛有害，反而对协助视力恢复和眼睛休息大有好处。

（2）减少**近距离用眼**时间：看书写字一小时，休息或远眺10分钟。看电视应该有节制，眼距离电视机对角线长度6倍以外进行观看，一般看40分钟休息10分钟；少玩电子游戏、电脑等，研究结果证实，它们对视力的危害是电视的5倍。

（3）保持正确的**阅读姿势**：不在晃动车内看书；不躺着看书。保持正确的读写姿势，"坚持三个一"，即眼睛距离书本约一尺，约33~35厘米，前胸距离桌子约一拳，握笔距离笔尖约一寸。

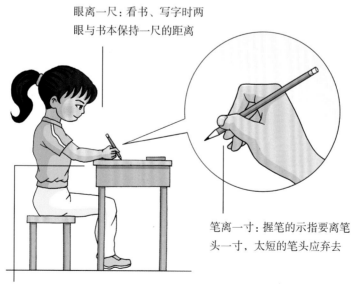

眼离一尺：看书、写字时两眼与书本保持一尺的距离

笔离一寸：握笔的示指要离笔头一寸，太短的笔头应弃去

胸离一拳：看书、写字时人都要坐正，胸与书桌保持一拳的距离

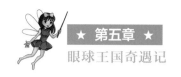

（4）坚持做眼保健操：同学们每天都会在学校广播的带领下做眼保健操。如果没有老师的监督，大家做眼保健操都是睁着眼做的吧！眼保健操是根据祖国医学的经络和推拿学说的原理，结合医疗体育而成的一种保护眼睛的自我按摩法。通过按摩眼睛四周的穴位以增强眼眶的血液循环，改善神经营养，消除眼内的过度充血，达到解除眼疲劳的目的。其实眼保健操是缓解眼睛压力，预防近视最好的方法。所以除了在学校每天2次外，在家里也应该勤做眼保健操，这样才能更好地预防近视。如果没有条件做眼保健操，在眼睛疲劳时，试着闭上眼睛，用指腹轻轻按压如图的相关穴位5~6次，也可以有效缓解视疲劳。不清楚穴位的具体位置时，按揉其附近处也有一定效果。这些可以缓解眼睛疲劳神奇穴位包括：眉毛正中的鱼腰穴；眉毛与外眦连线正中稍外的太阳穴；眉根边缘的攒竹穴；目内眦稍内，鼻梁凹陷处的睛明穴；眼睛中央稍下方，眼窝边缘的承泣穴；承泣穴外侧的球后穴等。

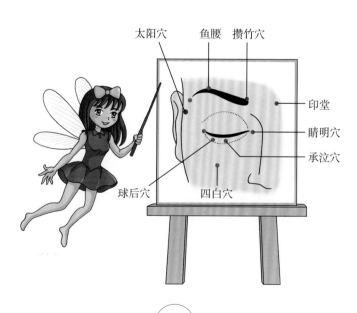

（5）良好采光、照明：不在过强、过暗光线下看书；灯光适度，使用 40W 白炽灯或 9W 节能灯，台灯应放在左前方一尺左右距离，左前方手可触摸到光源，光线从左前方射入（左撇子的阅读者则相反）；室内照明 40W 日光灯应距离桌面 1.4 米；如果使用手机或平板电脑，将屏幕亮度调节至 10%。

（6）**充足的睡眠**：保证充足的睡眠时间是消除疲劳、恢复学习能力的重要因素。因为眼睛在睡眠状态下，肌肉放松最充分，最易消除疲劳，也是保证身体健康所必不可少的。同时，在睡眠时内分泌激素增多，这对儿童青少年的生长发育也很重要。所以，家长和教师都应当重视学生睡眠，保证同学们有充足的休息时间。

（7）**均衡饮食**：研究发现，饮食中增加蛋白质，减少碳水化合物供应，可使有遗传背景而发生近视的青少年减少或中止近视度数的增加。因此，为避免发生近视，少吃糖果和高糖食品。食糖过多，会使血液中产生大量酸性物质，酸与机体内的食盐，特别是钙相结合，造成了血钙减少，这就会影响眼球壁的坚韧性，使眼轴易于伸长，助长了近视发生

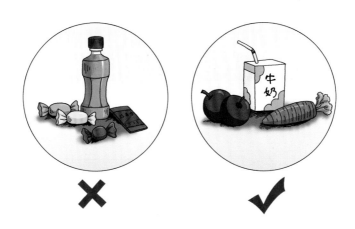

和发展。因此饮食营养结构得当对近视可起到一定的预防作用。一些重要微量元素的补充（铬、锌、钙等）也十分重要；多吃一些富含维生素的食物，如牛奶、鸡蛋、胡萝卜及其他水果蔬菜等等，少喝或不喝碳酸饮料；多咀嚼硬质食物，少食过甜、过辛辣食品。合理均衡的饮食，促进身体和眼部的发育。

❖ 真 相 大 白

"您的手下怎能如此对待我的妹妹呢？"说话间一位身着蓝色拖地长裙的仙子翩翩而至，她正是传说中的眼镜女王。只见她容颜美丽，笑容可掬，衣着华丽，谈吐风雅，气质非凡。

未等眼球国王回答，眼镜女王便一边俯下身扶起灵西，一边娇嗔地责怪眼球国王，"我妹妹还小，做信使实在难以放心，可是也不能说两句就抓走审讯啊！幸好我不放心她，跟了过来！我本不想现身，可是……"

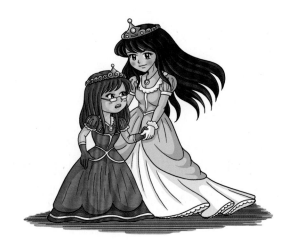

"误会啊，误会！"国王一睹眼镜公主的真容，不禁喜笑颜开，"只见过照片，没想到真人竟也如此美丽啊！"

"国王竟然还笑得出来！"眼镜公主眉头紧锁，一脸严肃，"您的臣子欺上瞒下，谋取私利，还诱骗我善良的妹妹帮他们欺诈殿下……"

"什么？竟有此事！"未等眼镜女王说完，眼球国王便暴怒而起，跺着脚环顾四周，"是谁如此大胆！"

"把人带上来吧！"只见眼镜女王冷艳地挥了挥手，便有两人被垂头丧气地被捆缚而来。

稍稍镇定的灵西抬头一看，便惊愕得说不出话来。眼前落魄失魂的罪人正是之前精神抖擞的马吉特巫师和腰缠万贯的格拉斯富商，更确切地说，他们是一路帮助灵西回家的"朋友"；但现在看来，却是一路利用灵西达到不可告人目的的"恶人"。

"这……这是怎么回事？"正在灵西万分疑惑之时，只听"扑通"一声，河马智者跪倒在国王身侧。

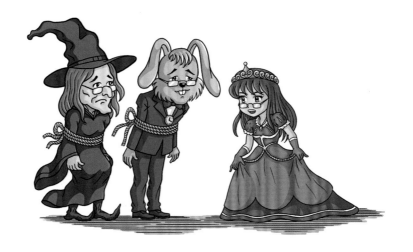

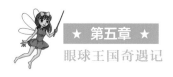

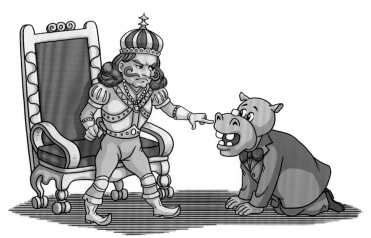

"不用解释，答案好像很清楚了！"国王此时气得瞪大了眼睛，命卫兵将河马智者捆缚，连同马吉特和格拉斯一同押下去受审。

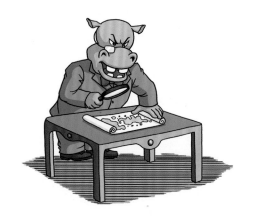

"那个，河马智者，他们……怎么了？"灵西看着自己在眼球王国认识的为数不多的几个人纷纷被定罪，心中不免焦急万分。

"是他们欺骗了你，我亲爱的妹妹！"眼镜公主拍拍灵西的肩膀，一边安抚他，一边娓娓道来。

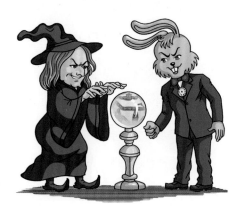

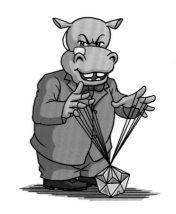

　　原来河马智者、马吉特巫师和格拉斯富商都是坏人。一开始，河马智者仰仗国王对他们的信赖，以和亲的名义去眼镜国考察，在马吉特巫师的协助下偷盗了眼镜女王管理的先进眼镜生产线，联合格拉斯富商进行生产。之后欺骗国王，假借女王的名义要求眼球国王扩张土地，使金光照不到麦克乐城堡，企图将眼球王国变成模糊阴暗的近视国，激增各类眼镜的需求量，并从中谋取暴利，中饱私囊。之间，河马智者利用水晶屋的特殊构造，不断打乱调节，令眼球王国的生态紊乱；马吉特巫师则以维翠丝沼泽作为根据地，不断渲染恐怖气氛，制造近视毒药注入水源地；格拉斯富商依傍财势，无节制地生产推销眼镜的工艺，研发加速近视进展的OK材料，并贿赂买通各级官员逃避检查。他们的恶

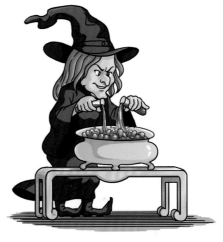

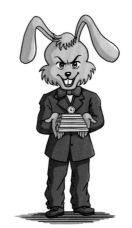

行不断加剧眼球王国环境的恶化。而与此同时，有一双眼睛早已看穿了他们的阴谋。

"那就是我！"眼镜女王愤慨陈词，边说边激动地看着灵西，"而帮助我将他们一网打尽的人就是你啊，灵西！"

"我……"听到此刻，灵西眼含热泪，百感交集，"可是我什么都没做……我一直都在听从他们的安排！"

"对，就是要你听从他们的安排！从你刚踏上眼球王国土地时，我就知道可以通过你把所有坏人一起揪出来了！这叫将计就计！"眼镜女王昂着头骄傲地说，"那时，我令使节给眼球国国王送了一封秘密书信，介绍了我有一个妹妹，并可能让我的妹妹作为钦差来提亲。还在信里向他建议兴建考尼尔工程来恢复国家原有的面貌。"

"我那时断定国王会把信的内容告诉河马智者！"说着，眼镜女王瞟了国王一眼，抖抖手略带不屑地说，"河马智者可是国王的大亲信啊！之后的事情，你们就知道了！"

"他们害怕兴建考尼尔工程真的能恢复国家原貌，这样可就破坏了他们的生财之道，所以一定会不惜一切代价阻止？"国王捶胸顿足扼腕叹息，"我真是昏庸至极啊！差点儿就让他们的诡计得逞了！"

"消息来得突然他们肯定措手不及！"眼镜女王点着头附和道，"所以就要再找人假冒信使阻止工程进行！"

"那个人就是我……"灵西一拍脑门，恍然大悟，"您故意说有个妹妹，他们觉得您的妹妹要作为钦差……所以让我假装……"

"没错！"眼球国王，眼镜女王和灵西相视一笑，异口同声。至此，

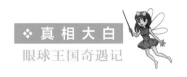
拨开云雾，真相大白。

"不过，那你就不是眼镜女王的妹妹了，欺骗本王也是好大的胆子！"国王看着差点儿骗过自己的灵西，依然义愤填膺，"你是什么人！刚才还把我蒙在鼓里，虽然你协助女王立了功，也不能抵消罪过！"

"国王息怒！请息怒！"眼镜女王温柔地说，"她是我找来帮您抓住坏人的！如果没有她，您还像傀儡一样被别人利用。而且灵西是来自另一个世界的孩子，当务之急是要赶紧修建好考尼尔工程，重建金光大道，恢复麦克乐城堡的传送点，尽快送她回家！"

"恩，有道理。不过……"国王缓和口气，虽然暂时不再嗔怪灵西，但还若有所思。

"虽然这是一场骗局，但是只要您将王国恢复原状，婚约还是不会取消！"眼镜女王点点头，露出甜美的微笑。

"那就马上动工考尼尔吧！"国王随即一声令下，"立刻开工！"。

之后的日子，灵西每日在王宫中与眼镜女王共度，她们白天在一起

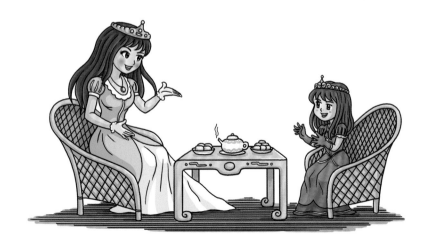

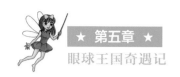

吃遍山珍海味，喝尽特饮名茶，嬉戏玩闹，亲如姐妹，晚上则携手参加眼球国王举办的盛大舞会和派对，结交朋友，探讨时事，相谈甚欢。期间，眼镜女王向灵西讲述了各种各样的眼科小常识和眼镜保养的知识。眼镜女王的形象从起初好吃懒做，专横跋扈的皇族不断升华，而今在灵西眼中，她更像一个和蔼亲切、见多识广的大姐姐。就这样在不知不觉中，考尼尔工程完工了。

这一天，举国欢庆，眼球王国国王与眼镜国女王的婚礼在麦克乐城堡隆重举行。全国的人民都身着节日盛装，聚集在城堡之下，果冻湖上也聚满了准备狂欢的人群。国王在城堡之上牵着女王的手，宣布新的眼球王国的诞生，在金光的重新照耀下，天空一扫阴暗，豹纹状的霞光变

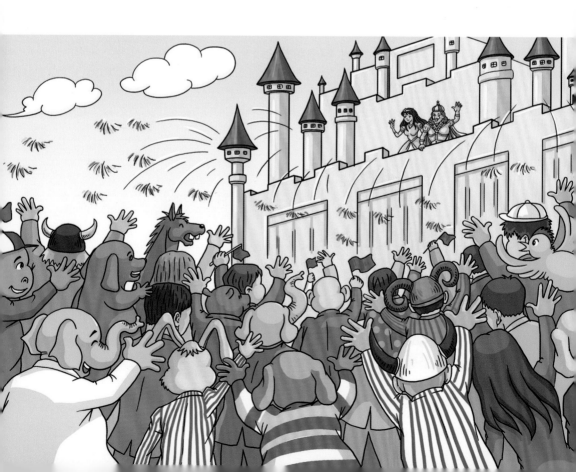

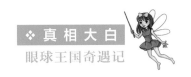

成清亮明澈的碧空；麦克乐城堡上空阳光普照，焕发光芒，在节日的装点下熠熠生辉；果冻湖摆脱了沼泽的混沌，再次成为胶冻状，镜子般光滑的界面正迎接狂欢的人潮。而此时此刻，对眼球王国依依不舍的灵西已站在了麦克乐城堡重新开启的传送点之上。

随着礼炮的声声巨响，在果冻湖上聚集的人群开始骚动，眼球国最盛大的庆典活动随即拉开了序幕。伴着此起彼伏的欢呼声，国王和王后开启传送点的大门，来到灵西的面前。

"亲爱的灵西，你马上就能回家啦！"王后握着灵西的手，惜别之情跃然脸上，"希望在眼球王国的这段经历能成为你美好的回忆！"

"这是我们眼球王国的传世典籍，今天我就把它作为礼物送给你，请一定珍爱你的眼睛！"眼球王国看着灵西，深沉而和蔼地说。

"谢谢国王！我会一生珍藏！"灵西双手接过那本厚厚的书，含着眼泪望向城堡下欢乐的人群，在眼球王国的冒险经历一桩桩，一幕幕，像电影一般在她眼前不停循环着。

"准备就绪，传送点启动！"国王权杖一挥，一声令下，便只见一道金光从天而降，聚焦在灵西四周。顿时，如醍醐灌顶

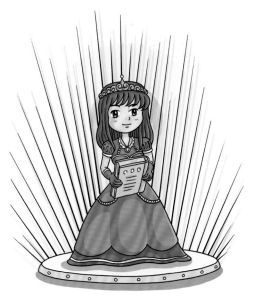

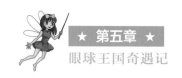

般撩拨着灵西的思绪。宏大的考尼尔工程，险峻的艾瑞斯峡谷，透明的水晶屋，阴森的维翠丝沼泽，以及雄伟的麦克乐城堡，眼球王国的一切在灵西的脑中不断闪回。这梦境般的经历不断重现着，越转越快，越转越快，直到灵西闭上了双眼，脑中一片空白。

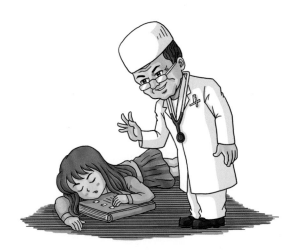

"西西，西西！醒醒吧，该起来了。"忽然，灵西耳畔传来一声声熟悉的召唤。她努力睁开惺忪的睡眼，看到慈祥的爷爷正微笑着呼唤她。

"在爷爷的书房很容易睡着吧？"爷爷抚摸着灵西的头笑了笑。

"爷爷，我……我刚才做了一个很特别的梦！好像真的一样。"灵西揉着眼睛疑惑地说，"那真的是一场梦吗？"

"那你赶快给爷爷讲一讲吧！"爷爷饶有兴致地询问。

"好呀好呀！"灵西兴奋地跳了起来，"爷爷，我好像梦见自己去了一个叫眼球王国的地方！那里有……"

灵西迫不及待地讲述着，而此时，一本厚厚的典籍还被她紧紧抱在怀里……

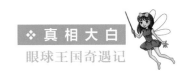
知识宝库十三：
灵西梦醒——养成良好的用眼习惯

亲爱的同学们，灵西的梦幻旅程已经落下了帷幕，而陪伴她一路走来的我们是否也在"眼球王国"得到了新的启示呢？在现实生活中，危害视力的因素无处不在，而对抗它们的利剑就是养成良好的用眼习惯。在眼球王国的奇遇真是又惊险又有趣，而其中蕴含的护眼知识更要牢记于心。

★ 考考你，这个家庭用眼习惯正确吗？

看看下面这个家庭，爸爸在加班工作，妈妈在沐浴休息，姐姐在刻苦学习，弟弟则偷懒游戏，他们的用眼习惯正确吗？你能说出他们存在哪些错误吗？

大家观察得怎么样啦？相信答案已经呼之欲出。快来说说你对这家人有什么建议吧！

爸爸工作那么忙，回到家里也不停地看荧光屏，电子产品对视力的影响是极其可观的。我们要建议他控制使用时间，最好超过40分钟就要休息一下；将屏幕亮度调节至10%。

妈妈太美了，还是太爱美啦？戴着"美瞳"洗澡，可是非常危险的，会增加眼睛感染的风险。建议她赶快洗净双手，摘掉隐形眼镜，将镜片浸泡在隐形眼镜护理液中，妥善放置在经过消毒的镜盒里。记住镜片、镜盒和护理液都要定期更换。

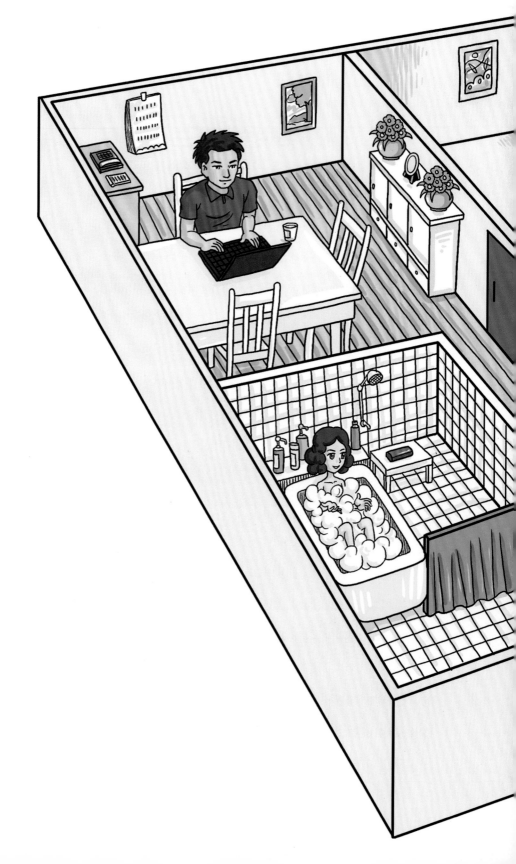

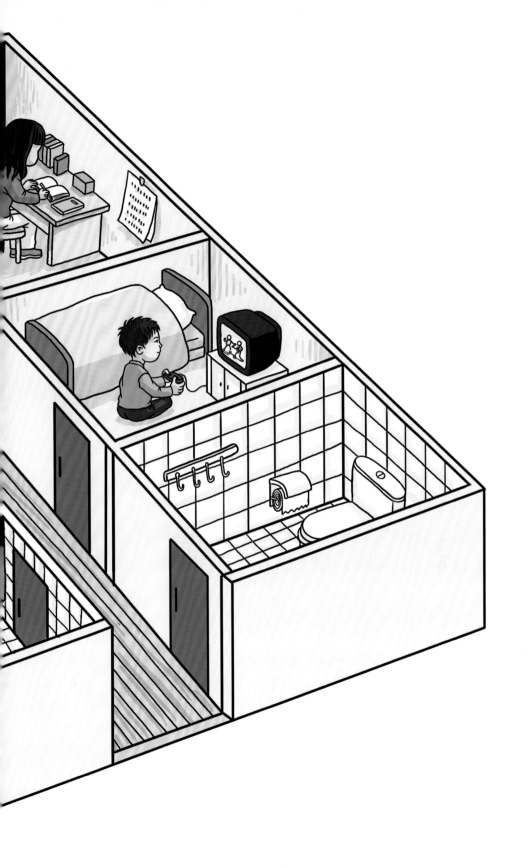

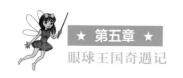
姐姐这么努力学习，成绩一定名列前茅，但是由于"太刻苦"，眼睛也跟着遭了殃。我们要告诫她看书写字一小时，休息或远眺 10 分钟；保持正确的读写姿势，"坚持三个一"，即眼睛距离书本约一尺，约 33~35 厘米，前胸距离桌子约一拳，握笔距离笔尖约一寸；坚持做眼保健操；不在过强、过暗光线下看书；灯光适度，使用 40W 白炽灯，或 9W 节能灯，台灯应放在左前方一尺左右距离；室内照明 40W 日光灯应距离桌面 1.4 米。爸爸、妈妈快给姐姐换个台灯吧！

弟弟这么贪玩，看来是要熬夜玩游戏机了，这样眼睛可是受不了啦！我们得好好教育他一下：看电视应该有节制，眼距离电视机对角线长度 6 倍以外进行观看，一般看 40 分钟休息 10 分钟；少玩电子游戏它们对视力的危害是电视的 5 倍。除了在学校每天 2 次外，在家里也应该勤做眼保健操，这样才能更好地预防近视。玩电脑游戏每次不能超过 20 分钟，特别是玩游戏时，高度紧张，导致睫状肌痉挛，容易造成假性近视。天气晴好时，应多参加户外运动，能比较好的保护视力，预防近视的发生。每天应保证不少于 2 小时的户外活动时间。

另外，一家人还要注意休息和均衡饮食。因为眼睛在睡眠状态下，肌肉放松最充分，最易消除疲劳，也是保证身体健康所必不可少的。同时，在睡眠时内分泌激素增多，这对儿童青少年的生长发育也很重要。研究发现，饮食中增加蛋白质，减少碳水化合物供应，可使有遗传背景而发生近视的青少年减少或中止近视度数的增加。因此，为避免发生近视，少吃糖果和高糖食品。食糖过多，会使血液中产生大量酸性物质，酸与肌体内的食盐，特别是钙相结合，造成了血钙减少，这就会影响眼

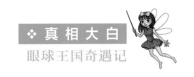

球壁的坚韧性，使眼轴易于伸长，助长了近视发生和发展。一些重要微量元素的补充（铬、锌、钙等）也十分重要；多吃一些含维生素的食物，如胡萝卜、牛奶、鸡蛋、水果蔬菜等等，少喝或不喝碳酸饮料；多咀嚼硬质食物，少食过甜、过辛辣食品。合理均衡的饮食，促进身体和眼部的发育。

★ 新版眼保健操你会做吗？

最后，我们再一起复习一下每天都要做至少两遍的眼保健操。脚趾部位的一些穴位是足阴经和足阳经的起止穴，足阴经和足阳经贯穿于头面和足部。按节拍做脚趾抓地能够刺激足部的这些穴位，从而达到疏通经络、调和气血的作用，也能使眼睛局部的气血通畅，达到防治近视的作用。除了增加脚趾抓地，在新版眼保健操中，还增加了按揉耳垂眼穴的动作。耳垂眼穴位于耳垂中心位置，通过按揉该穴位，同时和着节拍做脚趾抓地动作，通过刺激穴位，达到疏通经络，调和全身气血，防治近视的作用。

1. 捏耳垂眼穴及脚趾抓地

2. 按揉太阳穴及刮上眼眶

3. 按攒竹穴

4. 按睛明穴

5. 按四白穴

6. 瞪目及眺目

7. 熨目

8. 运目

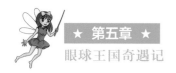
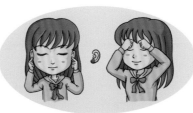

1. 捏耳垂及
脚趾抓地

2. 按揉太阳穴
及刮上眼眶

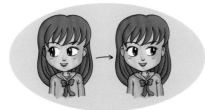

8. 运目

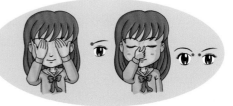

3. 按攒竹穴　　4. 按睛明穴

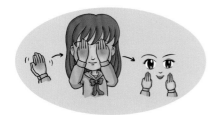

7. 慰目

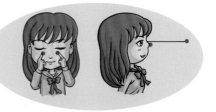

5. 按四白穴　　6. 瞪目与眺目

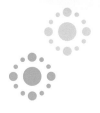

参考书目

1. 刘家琦，李凤鸣.实用眼科学.第3版.北京：人民卫生出版社，2010

2. 赵堪兴，杨培增.眼科学.第8版.北京：人民卫生出版社，2013

3. 葛坚，王宁利.眼科学.第3版.北京：人民卫生出版社，2015

4. 李凤鸣，谢立信.中华眼科学.第3版.北京：人民卫生出版社，2014

5. 褚仁远.眼病学.第2版.北京：人民卫生出版社，2011

6. 瞿佳.眼镜学.第2版.北京：人民卫生出版社，2011

7. 贾松，崔云.眼科学基础.北京：人民卫生出版社，2012

8. 中华医学会眼科分会.眼科临床指南.第2版.北京：人民卫生出版社，2013

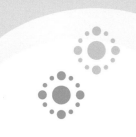

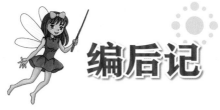

编后记

　　本书是北京同仁医院眼科专家的倾情制作。北京同仁医院眼科成立于 1886 年，距今已有 120 多年历史，是我国最著名的眼科专科医院之一。近视及高度近视并发症的临床工作是同仁医院核心工作方向之一。

　　2000 年，国家教育部、原卫生部、广电总局、共青团中央及中国残疾人联合会五部联合发出《关于在"视觉第一，中国行动"中开展全国青少年"爱护我们的眼镜"预防保健教育活动》的通知。本书也是在这样的大背景下开展的编写。

　　本书为科普图书，以独立的童话故事为线索，其间穿插介绍近视成因、表现、危险因素、检查、治疗及预防措施等，配图比例达 1 : 1，即一个重点场景一个图。内容及构思具有较强的创新性。该创意弱化了传统科普书籍的说教性，增加了学习的趣味性；摆脱了理论宣传的灌输性，提高了青少年主动求学的积极性；降低了单纯记忆的枯燥性，增强了文字知识的具化性。

　　除了配图丰富、构思新颖，全书的场景命名也具有一定的引申含义。例如麦克乐城堡对应英文发音的"macular"，是眼科中"黄斑"的意思；考尼尔透明区对应英文发音的"cornea"，是眼科中"角膜"的意思；维翠丝沼泽对应英文发音的"vitreous"，是眼科中"玻璃体"的意思，等等。这样的命名方法可以使青少年读者较容易地记忆眼部重要组织的通用名称，为进一步学习带来益处。

　　本书已获得"北京市科学技术委员会科普专项经费"资助。